Most Advanced Science and Mindfulness

THE STRONGEST MENTALITY

最先端科学×マインドフルネスで実現する

最強のメンタル

なぜ、世界のエグゼクティブは心を鍛えるのか？

辻良史
Tsuji Yoshifumi

ダイヤモンド社

はじめに

ストレスに対してはリラックスし、日中の業務に対してはやる気を高め、眠りたい時にすんなり眠り、「ここ一番」では最高の集中力で挑む。そんな、あらゆる場面に応じた最適なメンタル状態をつくり出し、パフォーマンスをピークにまで高めることが本書の狙いです。

メンタル関連の書籍でよく目にするのが、目標設定やポジティブ思考、深呼吸の勧めではないでしょうか?

これらの取り組みは、ある程度のパフォーマンスの改善に役立つことは間違いありません。しかし、人間のモチベーションや集中力など、メンタルをコントロールしているのは脳や自律神経なのです。

つまり、脳や自律神経にアプローチせず、いくら表面的な部分を改善しても、効果は持続せず、長期的な変化、つまり行動の変化は引き起こせないのです。なにごとも三日坊主で終わってしまうのは、大元の脳が変わっていないからなのです。

真にポジティブ思考になるには、思い込みでは不十分で、脳機能が改善されない限り、限界があるということです。

うつ病患者は、健常者に比べ、前頭前皮質《ぜんとうぜんひしつ》の血流量が低いことがわかっています。[*01]つまり、この場合、まず行うべきは**前頭前皮質の活性化**なのです。

前頭前皮質は、計画、実行など、人間のあらゆる行動に関わっています。当然、その前頭前皮質が不活性な状態では、行動を変えようとしてもうまくいかないのです。

メンタルヘルスの改善策として、精神科や心療内科では長い間、薬物治療がメインに行われてきました。薬で脳にアプローチすることで、簡単にメンタルをコントロールすることができるからです。

しかし、近年はこうした薬物治療に代わり**マインドフルネス**などの瞑想法を取り入れる医療機関が増えてきました。

この背景には、臨床的な改善効果だけでなく、ｆＭＲＩやＰＥＴスキャンなどの脳イメージング技術の発達による、科学的なエビデンスのバックアップがあります。具体的には、定期的なマインドフルネスなどの瞑想の実践により、脳の構造が変化することが確認されたのです。

まるで、筋肉を鍛えるかのごとく、脳も鍛えられるのです！

これが、マインドフルネスは心の腕立て伏せといわれる所以《ゆえん》なのです。

さらに、424人の重度のうつ病患者を対象としたイギリスの研究によると、抗うつ薬による投薬治療のグループとマインドフルネスのグループにおける、それぞれ8週間の実施後2年間にわたる追跡調査によれば、これら2つのグループ間のうつ病の再発率には差がないことが明らかとなりました。[*02]

マインドフルネスには、薬物治療と同等の効果があることが示唆されたということです。

別の見方をすれば、日常的なマインドフルネスのトレーニングが、脳の機能変化をもたらし、心の働きを正常化させ、行動変容を引き起こしたということです。抗うつ薬は向精神薬ですから、外からの刺激で脳に作用し、うつ状態になりにくい精神状態を強制的につくり出します。

脳に不可逆的な力が加わるので、効果が期待できる反面、副作用の問題がついて回ります。

一方、マインドフルネスには副作用の心配がないだけでなく、自分の力で脳を鍛錬し、脳機能を改善できるところが大きな特徴といえます。マインドフルネスが得意とするのは、思考のゴミであふれかえる脳の環境を整え、脳の快適性を高めるところです。

このことで、頭の中がスッキリし、脳がうまく機能し出し、目の前の行動に没頭できるようになります。

この脳がニュートラルな状態というのは、ただ日常生活を過ごす分には十分な状態です。しかし、本書では、あらゆる場面で最適なメンタル状態をつくり出し、その場面ごとに最高のパフォーマンスを発揮することを目的としています。

その観点からすれば、脳がニュートラルなだけではまだ50%の完成度といえます。脳の快適性を高め、ニュートラルな状態にすることは、メンタルのベースづくりだと認識してください。ここを出発点に、様々な状況に応じてメンタルをコントロールする必要があります。

具体的には、**覚醒レベルのコントロール**です。

集中力を要する場面では覚醒レベルを高める必要がありますし、プレッシャーがかかる場面では覚醒レベルを下げ、リラックスする必要があります。

これから試合に挑もうとする時に必要なメンタルと、これから寝ようとする時に必要なメンタルではそれぞれ異なるように、最適なメンタルの状態とは、場面や状況に応じて変わってくるのです。

さらに、重要な要素として、メンタルには個人の体質が大きく関わってきます。

普段からピリピリしている人もいれば、常に眠気を帯びたボーッとした人もいます。

これは、人によりそれぞれ元々の覚醒レベルが異なることを意味しています。ピリピリタイプの人が、ここ一番で集中力を高めようと気合いを入れてしまっては、覚醒レベルが高まり過ぎ、パニック状態となってしまいます。逆に、ぼんやりタイプが、「ここ一番」でリラックスしようとリラクセーションをすれば、覚醒レベルが下がり過ぎ、まどろみ状態となってしまいます。

今まで、こうした個人の体質を考慮せず、リラクセーションをしたり気合いを入れてきた結果として、パフォーマンスが高まる人と、そうでない人が出てきたのだと推測されます。

つまり、**状況に応じたコントロール**と**脳タイプに応じたコントロール**を合わせて、はじめて真のメンタルコントロールとなるのです。

本書では、第1章のメンタル強化に関する理論的な説明に始まり、第2章では脳タイプのセルフチェック、第3章、第4章では実際のメンタル強化法について、第5章では応用編として、ストレス環境の中で役立つテクニック、そして終章には実技をまとめて掲載しています。

本書のテクニックを通じて、みなさんがあらゆる困難に負けない「最強のメンタル」を手にし、夢や目標に向かって邁進されることを願っております。

辻 良史

第1章

「最強のメンタル」にいかに近づくか?

第2章

アプローチ法を見極める脳タイプ診断

第3章

「没頭力」を高めて「最強のメンタル」に近づく！

第4章

ゾーンを引き出して「最強のメンタル」に近づく！

第 5 章

ストレスを与えてさらに「最強のメンタル」に近づく！

終章

ゾーンへと導く「ピークパフォーマンス・プログラム」

第 1 章

「最強のメンタル」にいかに近づくか？

How to Approach the Strongest Mentality

「最強のメンタル」とは？

「最強のメンタル」とは、いかなる状況でも一定のパフォーマンスを出し続けるメンタルのことです。

それは、変身したスーパーマンになることではありません。あくまでも自分の持てる能力を限られた時間、環境の中で最大限に引き出す能力のことです。

スポーツに関心がある方なら、**ゾーン**という言葉を耳にしたことがあるかもしれません。ゾーンとは、最高の精神状態を表す言葉のことで、心理学分野では**フロー**、スポーツ心理学分野では**ピークパフォーマンス**と呼ばれています。

いくつかのビジネス書にも「ゾーンに入って仕事をバリバリこなそう！」という趣旨のものを目にします。

しかし、残念ながら意識的にゾーン状態に入るのは極めて困難なことなのです。

ゾーンは、リラックスと集中が極まった状態であり、ミリ単位でダイヤルがピタッとはまった精神状態です。寸分の狂いも許されません。

そのような精神状態を、果たして意のままに操れるでしょうか？

リラックスした安静空間であれば、それに近い状態は訓練によってある程度つくり出すことができます。

しかし、**プレッシャー**のかかる場面で、毎回その状態を意図的につくり出すことは非常に困難です。実際、当のアスリートたちでさえ、真のゾーンに入った経験のある人たちはそう多くはいないのです。

さらに、ゾーンに入った経験のあるアスリートたちに「もう一度その状態をつくれるか？」と質問すれば、きっとできないと答えるでしょう。ゾーンとは、それほど感覚的で、捉えどころのないものなのです。

一方で、数少ないとはいえ、数名のアスリートは実際にゾーンを体験していますから、少なくとも人間の脳には、そうした未知の能力が存在することは否定できません。ただ、そのスイッチの在処《ありか》が科学的にまだよくわからないということです。

そんな中、近年では脳波の周波数領域、つまり、覚醒レベルからゾーンを科学的に解明しようとするアプローチがされるようになってきました（詳しくは第2章をご覧ください）。

ゾーンを体験したアスリートのインタビューからは、いくつかの共通項が見られます。[*01]

・精神的にリラックスしている
・肉体的にリラックスしている
・現在に集中している感覚

特に心理面に関するものをピックアップしてみましたが、心身共にリラックスしつつも、集中できている状態であることは間違いないようです。これは、スポーツ心理学の分野で提唱されている**逆U字モデル**でいえば、頂点付近の精神状態ということになり、次ページの図表では破線の内側になります。

また、この覚醒レベルのことを**中覚醒状態**といいます。

覚醒レベルとパフォーマンスの関係

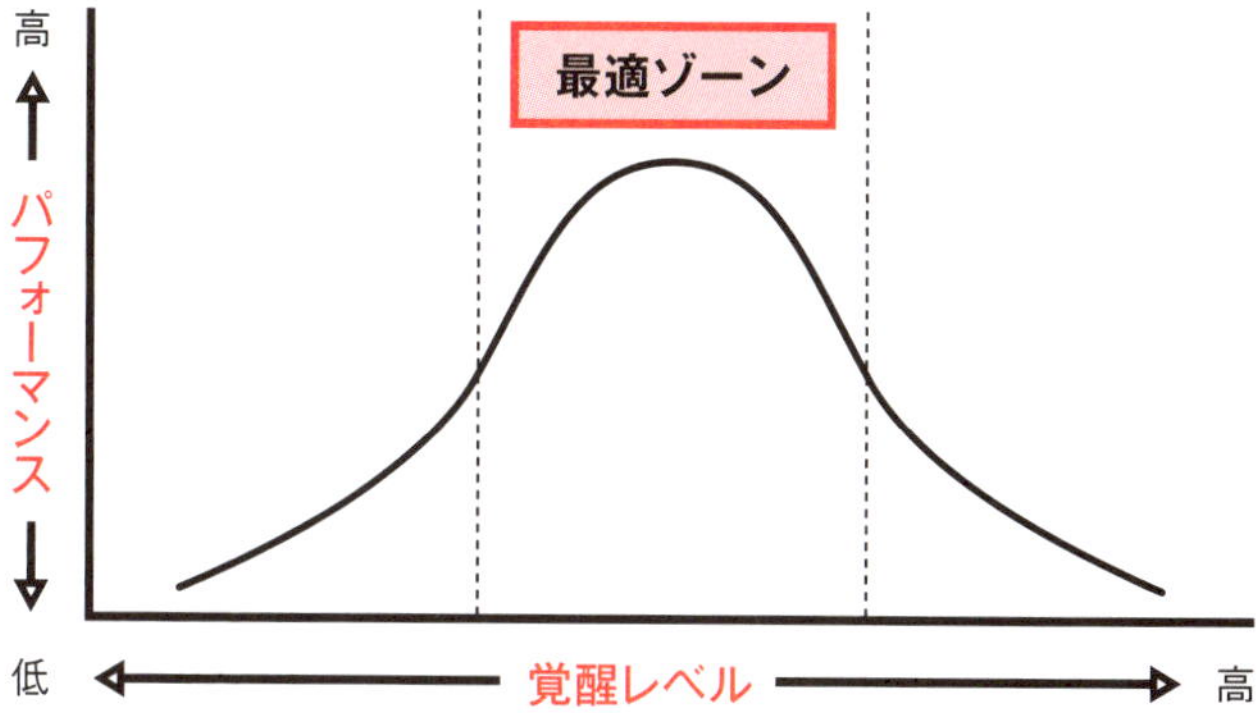

「逆U字モデル」とは、脳の覚醒レベルは低すぎても高すぎても高いパフォーマンスは発揮できず、ほどよい集中状態が最高のパフォーマンスを生むというスポーツ心理学の理論。

中覚醒状態をリラックスと集中のバランスが取れた覚醒領域、「面」に例えるなら、ゾーンは「点」であり、より際だったピンポイントの精神状態といえます。

このピンポイントを目指すのは、満塁ホームランを目指すことであり、あまり現実的とはいえません。

「最強のメンタル」が目指しているのは、中覚醒状態です。中覚醒状態を目指し、運良くゾーンに入れれば、しめたものという戦略の方がよほど現実的だからです。

ゾーンが満塁ホームランであるならば、「最強のメンタル」は量産型のヒットなのです。

上司を野球の監督に例えるなら、監督側からすれば、たまにどでかいホームランを打ってくれる選手より、コンスタントにヒットを打ち続けてくれる選手の方を重宝することでしょう。

それは、その人に仕事を任せた場合、ある程度結果が予測でき、上司の不安が軽減されるからです。

上司も人の子、不安を抱えているのです。人にとって最もストレスなのは見通しが立たない状況の中にいることなのです。

逆に、いかに壮大なプロジェクトでも、計画達成の見通しさえつけば一気にストレスは軽減していきます。

メジャーリーガーのイチロー選手の有名な言葉に、「小さいことを積み重ねるのが、とんでもないところへ行くただ1つの道だと思っています」というものがあります。

この言葉には、誰しもが共感するところでしょう。

イチロー選手は、来る日も来る日も毎日決まったやり方で激しい練習に取り組んでいます。このような生き方ができれば、どの分野でもかなりのレベルにまで到達することが可能です。

しかし、多くの人たちはイチロー選手を羨望の眼差しで見るだけで、自分には到底できないと感じてしまうようです。それだけ、なにかをなし遂げるということは困難なことだと認識しているのだと思います。

しかし、イチロー選手には、小さなことの積み重ねの先に、成長した自分の姿がきっとリアルにイメージできているのだと思います。

「最強のメンタル」にいかに近づくか？

それでは、一体どうすれば一定のパフォーマンスを出し続けることが可能なのでしょうか？

誰にでも仕事がはかどる日や、はかどらない日があると思います。この気分や集中力のムラが、パフォーマンスの持続力を低下させている大きな要因の1つと考えられます。

これには前日の睡眠の量や質、飲酒の有無、食事の内容や外気温の影響など様々な要因が絡んでいると考えられます。もちろん、アスリートのように、こうした1つ1つのことに気を配るに越したことはありませんが、ビジネスパーソンの場合、業務以外にも色々とつき合いもあり、コントロールにも限界があると思います。

そこで本書では、肉体を鍛えるかのごとくメンタルを鍛える方法、科学的なトレーニングを通じて高いパフォーマンスを引き出す方法に的を絞ってお伝えしていきたいと思います。

トレーニングによってメンタルは鍛えられる！

現在、メンタルを鍛える方法として、一般的に有名なのは**マインドフルネス**だと思います。このブームの背景には、様々な研究機関によるエビデンスの確立と、**グーグル**や**インテル**、**ツイッター**などの世界的大企業が従業員のパフォーマンス向上プログラムの一環として採用したことがあります。

近年では、継続的なマインドフルネスの実践により、**前頭前野背外側部**《ぜんとうぜんやはいがいそくぶ》や**島皮質**《とうひしつ》を中心に脳が鍛えられ、筋トレにおける筋肉のように脳が肥大することがわかってきました。[*02] その鍛えられた前頭前野背外側部には、さらに、不安と関わる脳の器官である**扁桃体**《へんとうたい》からの出力を抑えてくれる効果があることも明らかとなりました。[*03] また、扁桃体の体積が縮小することも明らかになってきました。[*04]

マインドフルネスは、今から約2500年前にお釈迦《しゃか》様が提唱した**ヴィパッサナー**という瞑想がベースになっていますが、科学技術が発展した現代においてこうした伝統的な精神鍛錬法が世界的にブームなのも大変興味深い話です。

それだけ、いつの時代もメンタル面の強化は重要視されていたのでしょう。

以前は、考え方、ものの見方を改めさせる認知行動療法と薬物療法が主流を占めていましたが、近年は、マインドフルネスのように、脳を鍛え、脳の構造を変え、心の働きを正常化させる方法が主流になってきました。

本書で紹介する「最強のメンタル」の鍛え方は、マインドフルネスや呼吸法、ヨガのワークなど、基本的に自宅で行えるものを中心に組み立てています。

その理由として、忙しいビジネスパーソンにとって、どこかの施設に定期的に通うことは現実的に困難といえるからです。また、アスリートにしても、メンタル強化の費用を賄えるのは、メジャースポーツの一部のアスリートに限られてくると思われます。

そこで、現実的に全体的なメンタル面の底上げを考えた場合、特別な道具や場所、費用を必要としないということは必須条件となってくるのです。

「最強のメンタル」に近づく3つのステップ

それでは、具体的にメンタルを鍛える方法論について述べていきたいと思います。

冒頭でもお伝えしましたように「最強のメンタル」とは、リラックスと集中のバランスが保たれた中覚醒状態のことであり、それが極まった状態がゾーンです。

ですので、理論的にゾーン状態を引き出すには、脳を中覚醒状態に調整すれば良いことになります。

そのためには、「①分析」「②強化」「③適応」という3つのステップを踏んでいく必要があります。

まずは自分の脳のタイプを知る

ここで重要になってくるのが、中覚醒状態をつくり出す方法は人によって異なるということです。プレゼン前や試合前の自己コントロールというと、深呼吸でリラックスという光景がすぐに思い浮かぶと思います。

しかし、**普段ボーッとしているタイプの人間が、「ここ一番」で深呼吸でリラックスして果たして高いパフォーマンスを発揮することができるでしょうか？**

注意散漫になり、ケアレスミスの連発が予想されます。

逆に、ピリピリしたタイプの人間には、深呼吸で脳の興奮を下げることは効果的といえるでしょう。

つまり、眠気を帯びた低覚醒タイプは集中力を高め覚醒を高めることで中覚醒に、反対に脳が過活動な高覚醒タイプは、リラクセーションを促し覚醒を下げることで中覚醒に移行可能なのです。

そこでまず問われるのが、自分の脳の覚醒タイプの「①分析」なのです。

これは、ストレスプロファイルと呼ばれるメンタル分析法で、海外のアスリートやエグゼクティブを中心に取り組まれています。陸上選手であれば、自分が短距離型の遺伝子を持っているのか、長距離型の遺伝子を持っているのかをチェックするようなものです。

当然、これら異なる遺伝子の持ち主が、同じようにスピードトレーニングやスタミナトレーニングを行っても、同様の効果が得られないのは誰もが理解できることだと思います。それは、メンタルに関しても同じなのです。

「最強のメンタル」へのアプローチ法

ストレスプロファイルにより、自分の脳タイプが判別すれば、いよいよ自分に合った方法「②強化」で中覚醒状態をつくり出していきます。

そのアプローチ法には3種類あります。

まずベースとなるのが、目の前の仕事やプレーに没頭するための脳づくり、すなわちマインドフルネスです。

プレゼンのコンペに勝てるか……？

ＰＫでゴールできるか……？

こうしたまだ見ぬ結果にばかり意識が向かっていては、恐る恐るプレゼンやプレーをすることになり、当然良い結果は得られません。

競技スポーツの現場では、コーチがよく「プレーに集中していけ！」とアドバイスを送っているのを耳にしますが、実際は普段から目の前のプレーに集中するトレーニングを積み、それに関連する脳の特定部位を鍛えておく必要があるのです。

次に必要なのが、**自律神経バランス**の調整です。

仕事や試合中は、休日や寝る前のような副交感神経優位なリラックス状態では、緊急を要する様々な事態に対応できません。逆に、ガチガチな交感神経優位な緊張状態でも、これまたいつもの力は発揮できません。

「ここ一番」で望まれるのは、ほどよい緊張状態なのです。自律神経の観点から言及すれば、それは交感神経と副交感神経のバランスがとれた状態です。

現在は科学技術の発達により、自律神経の状態も「見える化」できる時代となりました。**それはつまり、自分の自律神経の状態を「見える化」しながら、交感神経を高めたり、副交感神経を高めたりすることが可能ということです。**

すごい時代となりました。

最後は自宅ではできませんが、脳波を使った最新鋭のトレーニングであるニューロフィードバックです。ニューロフィードバックは、さきほどの自律神経バランスを整える方法が末梢系アプローチと呼ばれるのに対して、脳を直接コントロールすることから中枢系アプローチと呼ばれています。

具体的には、専用の脳波計で脳波の状態を「見える化」しながら雑念に関連するシータ波（4～7Hz《ヘルツ》）や緊張に関連するハイベータ波（23～36Hz）を抑制し、リラックスと集中に関連するSMR波（12～15Hz）を強化することで、中覚醒状態をつくり出します。

トレーニングプログラムは、ストレスプロファイルの結果に基づいて組まれていきます。これらマインドフルネス、自律神経最適化トレーニング、脳波最適化トレーニングを組み合わせることで、中覚醒状態のゾーンを科学的に導き出します。

基礎トレーニングと応用トレーニング

さきほどの3つのトレーニングは、いわば土台となる基礎トレーニングです。

残念ながらこれだけでは、ビジネスや競技スポーツなどの実践現場では不十分なのです。

マインドフルネスが良い例ですが、例えば、みなさんがパフォーマンスを発揮しようとする現場は、禅寺やヨガスタジオなどのリラックス空間でしょうか?

もしそうであれば、さきほどのトレーニングでも十分役に立つことでしょう。

しかし、ほとんどの方はピリピリした緊張現場で高いパフォーマンスを要求されているのではないでしょうか?

そうであるならば、応用トレーニングとして、ストレス環境下でのマインドフルネスのトレーニングも別途必要になってくるのです。これが「③適応」にあたります。

ボクシングでいえば、ミット打ちだけで試合に出られる選手はほとんどいないと思います。基本のパンチを習得したならば、スパーリングを通じてはじめて実践で生きる手技となります。

どうして、メンタルに関しては、安静空間での基礎トレーニングだけで足りるのでしょうか？

そんなおかしな話はありません。

ストレス状況下においても、目の前の仕事やプレーに没頭できるように普段からトレーニングを積んでおけば、「ここ一番」で必ずや大きな力となってパフォーマンスの発揮に役立つことでしょう。

メンタルを鍛える各界の著名人と企業

最後に、実際にヨガや瞑想、最新テクノロジーを駆使してメンタルを鍛えている各界の著名人と企業を紹介し、この章を締めくくりたいと思います。

【ヨガ】
ノバク・ジョコビッチ：世界的テニスプレーヤー

ジョコビッチ選手は、ヨガのおかげで、試合中の気持ちをうまくリセットできるようになったそうです。テニスはメンタルのスポーツであり、いかにネガティブな感情を引きずらないか、瞬間的にリセットできるかがカギとなります。

仕事をしている限り、ミスや失敗はつきものです。

特に、部下を抱えているリーダーであれば、いつまでもミスを引きずっているわけにはいきません。**怒りなどのネガティブな感情をいかに脇に置いて放っておけるかは、リーダーの大切な能力の1つといえます。**

テニス選手の場合、凡ミスをするとすぐにタオルで顔の汗を拭ってリセットしたり、後ろを向いてネガティブな感情を捨て、正面に振り返った時にはリセットする習慣を身につけている選手も多いようです。

これは一種のルーティンと呼ばれるもので、一連の行為と感情をセットにすることで、行動からメンタルを変えていくやり方です。ルーティンに関しては、イチロー選手や、ラグビーの五郎丸歩選手が有名ですが、彼らも一連の行動を通じて集中力を高めていき、そのピークをスイングやキックに持っていっているのです。

長友佑都：日本が誇る世界的サッカープレーヤー

長友選手がヨガを始めたきっかけは、2014年の試合中での肩の脱臼だそうです。手術ではなく、リハビリテーションの一環として母親に勧められたのが始まりとのこと。ヨガを始めてから驚くほど、試合中のパフォーマンスが向上し、さらにブレない心も手に入ったそうです。

ヨガは、身体をほぐし、インナーマッスルを鍛えてくれるだけでなく、雑念から解放し、プレー中の感覚を研ぎ澄ませてくれるそうです。

さらに、「肉体だけでなく、メンタル面も鍛えられるので、ゾーンに入るようなハイパフォーマンスを目指すトップアスリートは、最終的にヨガに行き着くのではないかと思います」とも自身の著書『長友佑都のヨガ友　ココロとカラダを変える新感覚トレーニング』（飛鳥新社）の中で述べています。

ヨガを実践するアスリートは、体幹などフィジカル面のみの効果について言及する方が多い中、しっかりとメンタル面の変化について述べられているところはさすがです。このメンタル面への効果は、ヨガと一緒に実践されているマインドフルネスによる影響もあると思われます。

ヨガの考えでは、西洋のように肉体と精神を分けて考えるのではなく、あくまでもそれらは1つだと考えます。

肉体を鍛えながら精神が鍛えられ、精神を鍛えながら肉体が鍛えられる。これがヨガの神髄というわけなのですね。

ヒクソン・グレイシー：400戦無敗と呼ばれた生きながらにして伝説の格闘家

ヒクソンが負けなかった秘密の1つに、10代の頃から取り組んでいるヨガの影響が考えられます。本人いわく、「ヨガをすると、まるで身体にターボがかかったような感覚になる」とのこと。

そして、調子が良いと感じた時は本能のままに闘い、調子が悪いと感じた日は、柔術の基本に戻ってテクニックで相手を仕留める。この日々の体調の変化や、身体が今なにを要求しているのかがわかるようになったのも、ヨガによって感覚が深まったからだそうです。

日々の体調管理はいうまでもありませんが、人にはどうしても**バイオリズム**があり、いわゆるノッている日とノッていない日があります。

さらに、1日の中でもノッている時間とノッていない時間があります。

この目に見えない流れ、海でいえば潮の流れにうまく乗ることも、締め切りを抱えているビジネスパーソンには重要な要素です。**ノッている時にはクリエイティブな仕**

事を優先し、ノッていない時には事務的な作業に繰り替えるなどの工夫を加えることで、仕事の流れが滞ることを最小限に食い止めることができるようになるでしょう。

それには、普段からヨガや瞑想などで心身と向き合い、感覚を磨いておく必要があります。

ジェリー・ロペス：サーフィンの神様

ジェリー・ロペスは10代の頃よりヨガに明け暮れ、今でも毎朝毎夕のヨガは欠かさないそうです。ヨガのおかげで、疲労が残りにくくなり、より長い時間、波に乗れるようになったとのこと。

さらに**免疫力**も上がり、ケガからの**回復**も早まったそうです。

もちろん、感じているのは肉体面への効果だけでなく、精神的に心がクリアになり、落ち着きが得られるようになったとのことです。本人の考える真の安らぎとは、心と身体の両方がリラックスできてはじめて得られるものだそうです。

肉体と精神は両方向に影響し合っています。

ヨガは、その人間の特性を利用したテクニックでなり立っています。逆に、イメージだけでリラックスするのは至難の業です。

ヨガはイメージを使う場合もありますが、どちらかといいますと、肉体をコントロールして精神をコントロールするアプローチを用います。具体的には、筋肉を伸ばし、肉体を弛緩《しかん》させることで、脳に「今、自分はリラックスしているんだ」と一種の勘違いを起こさせるやり方なのです。

ゆったりとした呼吸法で副交感神経を優位にさせ、**リラクセーション**を促すやり方も、肉体から精神へのアプローチの一種です。今でこそ当たり前のリラクセーション方法ですが、肉体をコントロールすることで精神をコントロールするというのは、なかなか思いつかないことだと思います。

ちなみに、イメージトレーニングの効果が出にくいのは、テクニックそのものに問題があるのではなく、覚醒レベルに問題があると考えられます。詳しくは終章でお伝えしますが、脳の特性として覚醒レベルが高い状態では、なかなかイメージは浮かばないのです。

当然、ビジネスの現場や競技現場ではあまり有効とはいえません。

イメージが最も鮮明に浮かぶのは、アルファ波からシータ波にまたがった、覚醒レベルが低下した変性意識状態だと推測されています。[*05] ですので、イメージを使った瞑想やトレーニングは自宅などの落ち着いた空間で行うことをお勧めします（詳しくは、終章をご覧ください）。

ミランダ・カー：世界を代表するトップモデル

ミランダ・カーは、結婚式当日にもヨガを実践するほどで、彼女にとってヨガは欠かせないものとなっているようです。ヨガを行うと、元気が湧いてくるとのこと。もしヨガがなければ、今やっていることが全部できるかどうかわからないとまで語っています。

ヨガはリラクセーションのイメージが強いですが、元々は、尾てい骨に宿る潜在的な気クンダリーニを活性化させ、心身をパワーアップさせることを目的としています。そもそものエネルギー（クンダリーニ）が不活発だと、大きな夢や目標も達成できないと考えているのです。

ミランダ・カーは、今流行《はや》りのリラクセーション系のヨガではなく、クンダリーニの活性化を目的としたクンダリーニヨガを実践しています。その結果、ヨガにより元気が得られるようになったというわけなのですね。

さらに、ヨガに対して、身体的なエクササイズとしての役割の他、精神的なレベルでの役割をとても大切に考えているようです。

トップモデルのミランダ・カーが、ヨガに対して身体面だけでなく精神面への効果を期待しているところに深い共感を覚えました。

目に見えない精神面へのケア、鍛錬を行っていることがトップモデルたる所以なのかもしれませんね（クンダリーニヨガの理論と実践については、第5章をご覧ください）。

【瞑想】

企業：グーグル、インテル、ツイッター、ナイキ
個人：スティーブ・ジョブズ、ビル・ゲイツ、ジャック・ドーシー

瞑想はとりわけ、世界的ＩＴ関連企業や、シリコンバレーなどで働くエリートビジネスパーソンに人気のようです。

一体、彼らは瞑想になにを求めているのでしょうか？

彼らは、常にいくつものプロジェクトや仕事を抱えています。限られた時間の中で様々な案件を処理する必要があるため、なにかを行いながらも次の予定や別の案件が頭をよぎり、やがて目の前の案件に１００％集中できない状態に陥っていきます。

マインドワンダリングと呼ばれるこの心の迷走状態では、次から次へとひっきりなしに思考が頭の中を駆け巡っていきます。パソコンでいえば、複数の作業によりＣＰＵがフル活用され、フリーズしてしまっている状態です。

つまり、彼らの頭の中では、パソコンのキャパ超え同様のフリーズ状態が起こって

いるのです。そこで必要になってくるのが、同時にこなしている作業の数を減らすことです。

この作業の一本化を可能にしてくれるのが今流行《はや》りのマインドフルネスなのです。**日常的なマインドフルネスの実践により、次第に雑念に振り回されることが減り、目の前の案件に全力投球できるようになっていきます。**

また、マインドフルネスには、**脳疲労**を抑えてくれるリラクセーションの効果もあります。*06

こうした理由から、世界を代表する起業家や名だたる企業がこぞって瞑想を行うようになっていったと考えられています。

【最新型メンタルトレーニング】

組織：ACミラン、チェルシーFC、Navy SEALs（アメリカ海軍特殊部隊）、アメリカ軍、NASA（アメリカ航空宇宙局）、カナダ・オリンピックチーム

個人：ビル・クリントン

近年、自律神経や脳波をコントロールすることでリラクセーションを促したり、パフォーマンスを高める**バイオフィードバック**や**ニューロフィードバック**と呼ばれる最先端のメンタルトレーニングを取り入れるスポーツチームや組織が増えてきました。

イタリア・サッカーの名門クラブ**ACミラン**もその内の1つで、**マインドルーム**と呼ばれる独自に考案した脳トレルームで選手たちは毎日20分間の脳波トレーニングを受けていると伝えられています。[*07]

ACミラン以外にも**チェルシーFC**、**Navy SEALs**、**アメリカ軍**、**NASA**、**カナダ・オリンピックチーム**にて、同様の科学的トレーニングが取り組まれています。

その目的は、最悪な状況下でも最高のパフォーマンスを発揮するためだといわれています。今まで見えないとされてきた心の状態を数値化、「見える化」し、そのデータを駆使した科学的なメンタルトレーニングを行うことが、海外では主流になりつつあります。

クリントン元アメリカ合衆国大統領もアーカンソー州知事時代に、ストレスと度重なる演説により声がうまく出せなくなってしまった時に、科学的なストレスコントロール・プログラムを受け、キャンペーンを続けることが可能になったそうです。

海外の動向やデバイスの進化により、２０２０年の東京オリンピックまでに、こうした科学的トレーニングを取り入れるスポーツチームは確実に増えていくでしょう。

フィジカルトレーニングについては、どのチームも取り入れています。そこから、さらにパフォーマンスを高めるのに残された領域は、脳や自律神経のトレーニング領域なのです。

第2章

アプローチ法を見極める脳タイプ診断

Diagnose Your Brain Type to Train the Mentality Correctly

「ぼんやり脳」と「ピリピリ脳」

最高のパフォーマンス状態「ゾーン」を引き出すには、リラックスと集中のバランスがとれた中覚醒状態をつくり出す必要があることを第1章で述べました。

そして、そのアプローチ方法は脳のタイプによって異なってくることも、お伝えしました。

この章では、脳のタイプについて、より詳しく説明していきたいと思います。

みなさんの周りには、いつも眠そうでボーッとしている人もいれば、常になにかに対して焦りを感じ、イライラ、ピリピリしている人、普段おっとりしているのに「ここ一番」では高い集中力を発揮する人、普段は冷静沈着なのに「ここ一番」でミスを連発してしまう人など、様々なタイプの方がいると思います。

実は、これらのタイプの違いには、脳の覚醒レベルが大きく関わっているのです。

覚醒レベルという観点から人の脳を分類した場合、**低覚醒タイプ**と**高覚醒タイプ**に大別されます。

低覚醒タイプは、シータ波と呼ばれる雑念や眠気を帯びた脳波を多く含み、ぼんやりした脳の持ち主です。

一方、高覚醒タイプは、ハイベータ波と呼ばれる興奮や緊張に関連する脳波を多く含み、ピリピリした脳の持ち主です。

もちろん、その中間の中覚醒タイプという人も希にいますが、基本的にどちらかに偏っています。

脳波とパフォーマンスの関係

シータ波、ベータ波など、一般の方にはあまり聞き慣れない言葉が出てきました。これらは脳波の一種で、周波数の違いにより分類されています。ここで少し脳波のお話をしたいと思います。

脳波とは、脳内で発生する電気活動（シナプス電位変動）のことで、専用の脳波計とソフトウェアを使用することで、今現在の脳波状態の測定と分析が行えます。

ヒトの脳波研究の歴史は古く（1924年〜）、今では睡眠研究、てんかんやADHDの診断、リハビリテーション、脳波を使って車いすなどを動かすブレイン・マシン・インターフェース（BMI）など、様々な分野に応用されています。

特に最近では、心理分析やメンタルトレーニングの一環として、脳波をコントロールすることでパフォーマンスを高めたり、リラクセーションを促す「ニューロフィードバック」と呼ばれる脳波トレーニングが欧米を中心に広がりを見せています（ニューロフィードバックに関しては、第4章をご覧ください）。

脳波は、脳の波と書くように、海における波をイメージしていただくとわかりやすいと思います。

当然ですが、穏やかな波の海は、穏やかな海です。荒々しい波の海は、荒々しい海です。脳波もこれと同じなのです。

穏やかな脳波の人は、穏やかな精神状態であり、荒々しい脳波の人は、荒々しい精神状態なのです。脳波が穏やかか荒々しいかは、アルファ波を基準に考えられ、シータ波は穏やかなタイプの脳波にあたり、ベータ波は荒々しいタイプの脳波に分類され

脳波とメンタルの関係

脳波	波形	精神状態
デルタ波 （1〜3Hz）	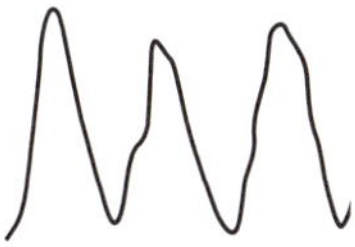	睡眠状態
シータ波 （4〜7Hz）	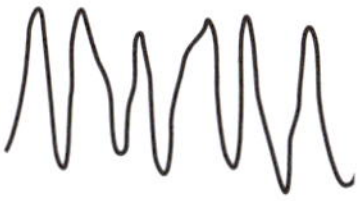	ウトウト状態 注意散漫状態
アルファ波 （8〜12Hz）	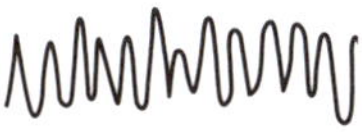	ローアルファ波（8〜10Hz） ：リラックス状態 ハイアルファ波（10〜12Hz） ：リラックスにやや集中が伴った状態
ベータ波 （13〜36Hz）	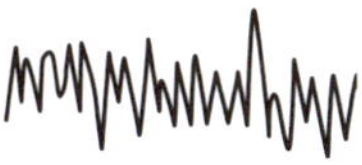	ローベータ波（15〜18Hz） ：集中状態 ハイベータ波（23〜36Hz） ：緊張状態

※SMR波（12〜15Hz）：リラックス&集中状態、ゾーン状態

ます。

一般的にベータ波は、リラックスのイメージがあるアルファ波に対して、緊張やストレスのイメージがあるかもしれません。**しかし実際は、集中に関わるベータ波と、ストレスに関わるベータ波がそれぞれあるのです。**

ベータ波は、適度な集中からパニックと、覚醒全般に関わる範囲が広いのです。ベータ波の中でも、波の速さが比較的穏やかなものは**ローベータ波**と呼ばれ、仕事やスポーツなど高い集中を要求される時に役立つ脳波です。

ローベータ波に対して、23Hz以上の速い脳波は**ハイベータ波**と呼ばれ、ストレスやパニックに関連すると考えられています。

ローベータ波はパフォーマンスを高め、ハイベータ波はパフォーマンスを下げると捉えていただくとわかりやすいと思います。

脳波の速さに応じて、精神状態が変化しますから、それはつまり、脳波をコントロールすることで精神もコントロール可能というわけなのです。実際、ゆったりとした呼吸法を数分繰り返すと、脳波は穏やかになっていき、精神も落ち着いていきます。

ゾーンの脳波!?

眠気や雑念に関わるシータ波が優位な低覚醒状態では、高いパフォーマンスは期待できません。逆に、緊張や過活動に関わるハイベータ波が優位な高覚醒状態でも高いパフォーマンスは得られません。

もうおわかりですね、その通りです。

中覚醒領域の脳波が優位な時に、最もパフォーマンスが高まると考えられています。

中覚醒領域の脳波の中でも、最もリラックスと集中のバランスがとれた「SMR波(Sensory Motor Rhythm：感覚運動リズム)」と呼ばれるベータ波の一種があります。

SMR波は、カリフォルニア大学ロサンゼルス校(UCLA)名誉教授のバリー・スターマン博士によって1960年代に発見され、その後の追跡研究により、近年ではゾーンのカギを握る脳波として注目を浴びています。

脳波とパフォーマンスの関係

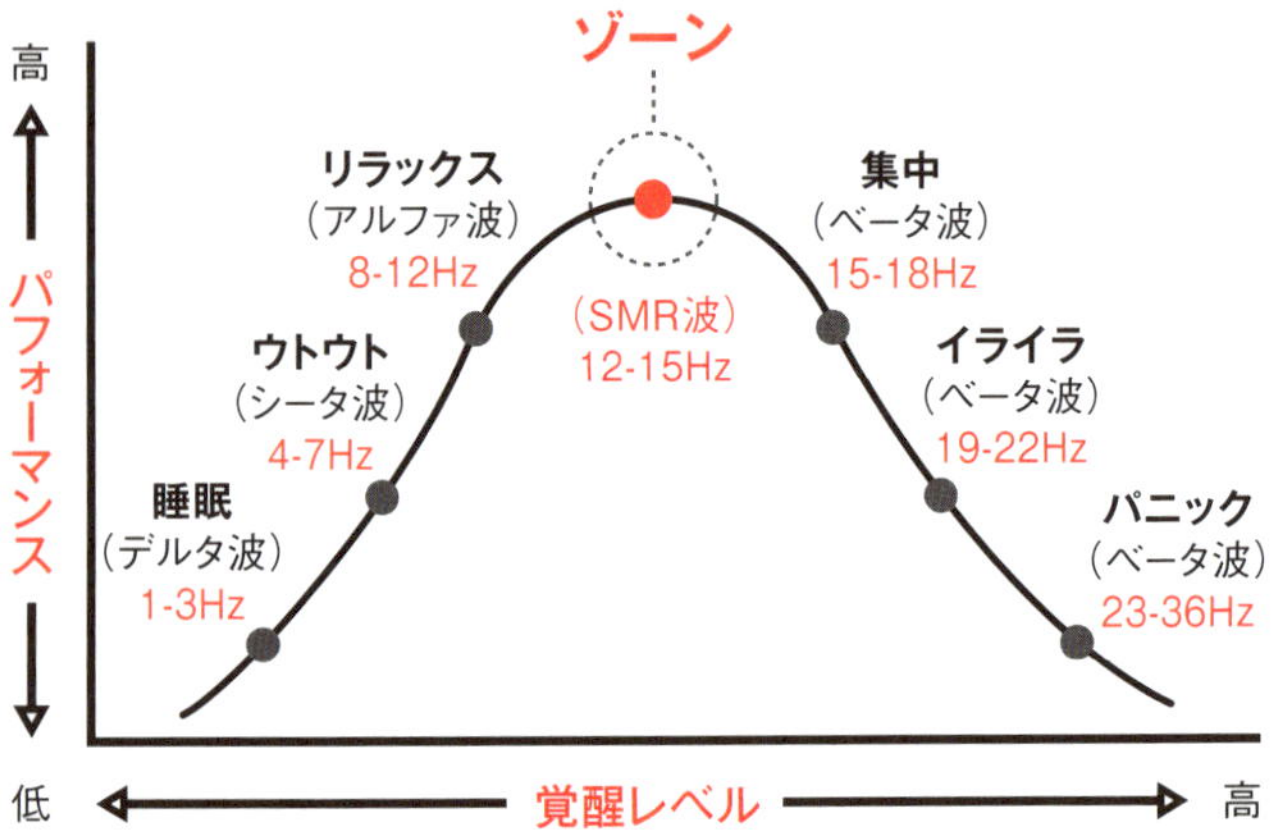

それはあたかも、野生動物が獲物をじっと狙っているような状況、つまり落ち着いてはいるがいつでも行動を起こせるアイドリング状態の時に、脳の頭頂を中心に優位に出現します。[*01]

アスリートであれば、外部状況に惑わされず、身体はリラックスしつつ競技に集中できている状態です。[*02]

中覚醒領域の脳波には、SMR波（12～15Hz）の他に、ハイアルファ波（10～12Hz）、ローベータ波（15～18Hz）などがあり、リラックスと集中のバランスがとれたSMR波を頂点とした場合、よりリラックスし、覚醒が下がればハイアルファ波、より集中し、覚醒が高まればローベータ波になります。

弓道やアーチェリーなどの精神的スポーツではよりリラックスしたハイアルファ波状態が適しており、サッカーや格闘技などの肉体的な接触があるスポーツではより集中が高まったローベータ波が適していると考えられています。当然、同じ競技でも、ポジションや個人の特性によって最適な脳波状態は変わってきます。*03

脳タイプ別メンタル強化法

おさらいになりますが、人の脳波には低覚醒なタイプもあれば高覚醒なタイプもあります。さらにその中間の中覚醒タイプもあります。

そして、すでにお伝えしましたように、ハイパフォーマンスを発揮するには、リラックスと集中のバランスがとれた中覚醒状態を目指す必要があります。**つまり、中覚醒状態へのアプローチ方法は、脳の覚醒タイプによって異なってくるということです。**

日常的に、脳の覚醒が低い、落ち着いているタイプには、アクティベーション（活性化）が必要ですし、脳の覚醒が高い、興奮しているタイプには、リラクセーション

ピークパフォーマンス・モデル

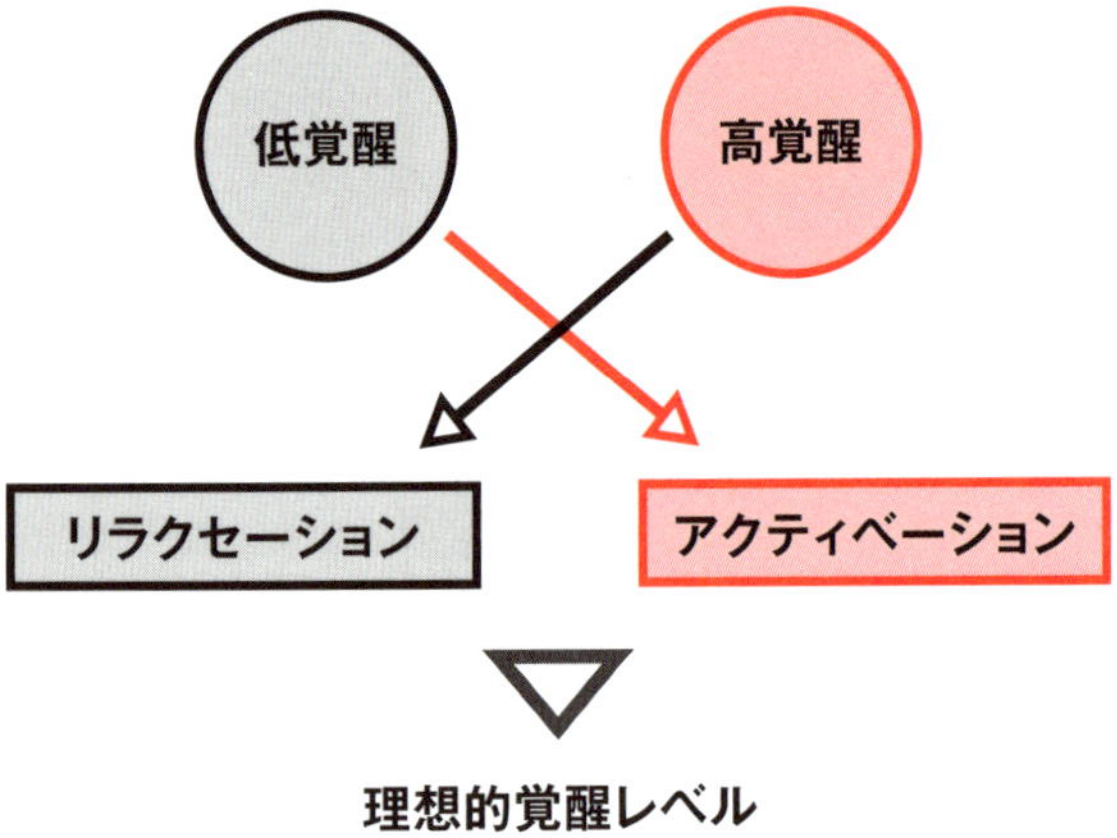

（沈静化）が必要になってきます。

さらに厳密には、試合時などの緊張場面での脳波の変化も見越して戦略を練る必要があります。このアプローチにより、ゾーン状態に近づくことができるようになるのです。そこで必要になってくるのが、脳の覚醒タイプの分析です。

この分析を事前に行わず、一律のトレーニング設定で行った場合、トレーニング効果がきちんと出る人と、出ない人に分かれてきます。

この分析方法は、**ストレスプロファイル**と呼ばれ、海外のスポーツ科学分野を中心に広く取り組まれています。

具体的なトレーニング方法については、第3章以降をご覧ください。

脳タイプチェックシート

ここでは、自分で行える簡便な「脳タイプチェックシート」をご紹介します。問いは、大きく、「①睡眠時」「②日常生活」「③ここ一番」に関するものです。あまり考え込まず、直感的に該当するものに○をつけてください。

①と②の○の数を集計し、脳タイプの判別を行います（チェックシート内の呼吸法については、第3章以降で解説します）。

低覚醒タイプ・高覚醒タイプ共に該当しない場合は、得点が高い方のタイプになります。

また、同じ数があてはまった方は、中覚醒タイプになります。

低覚醒タイプ（12問中6問以上あてはまれば低覚醒タイプ）

①睡眠に関して

・布団に入ればすぐに眠れる
・夜寝れば基本的に朝まで目が覚めることはない
・途中で目が覚めた場合でもまたすぐに眠れる
・明日大事な用事があってもいつもと変わりなく眠れる
・寝起きは悪い方である／起きてもしばらくの間、行動できない
・十分睡眠をとっているのに日中眠気がしたり、頭がボーッとする
・電車やバスの移動中でも眠れる／環境が変わっても同じように眠れる

②日常に関して

・ボーッとしていることが多い
・同じミスを繰り返してしまう／忘れ物が多い

・日中、特に雑務や事務作業時に強い眠気に襲われる
・基本的に楽観的である
・出張や遠征、旅行用の荷物が少ない

「低覚醒タイプ」の方は、③についてあてはまるものをお答えください。

③ここ一番に関して

ガチガチに緊張してパニックになる　あがり症タイプ（覚醒レベル増加タイプ）
・結果を意識しない方が良い
・本番ではリラクセーションが効果的
・1：2呼吸で徹底して覚醒を下げる必要がある

眠気や雑念が増し、うまく集中できない　凡ミスタイプ（覚醒レベル低下タイプ）
・結果を意識した方が良い
・本番ではアクティベーションが効果的

・火の呼吸（ヨガの速い呼吸法）や2：1呼吸で徹底して覚醒を上げる必要がある

普段とあまり変わらない　平常心タイプ（覚醒レベル変化なしタイプ）
・特に普段と心の持ちようを変える必要はない
・本番で軽いアクティベーションが効果的
・1：1呼吸で中覚醒状態を目指す

徐々に心地良い状態になっていく　ワクワクタイプ（覚醒レベルやや増加タイプ）
・結果を意識しない方が良い
・本番でのプレッシャーそのものが中覚醒状態へと導く

高覚醒タイプ（12問中6問以上あてはまれば高覚醒タイプ）

①睡眠に関して

- 布団に入ってから眠るまでに15分以上かかる
- 睡眠中によく目が覚める
- 途中で目が覚めた場合、なかなか眠れない
- 翌日に大事な試合や試験、プレゼンなどの予定があるとなかなか眠れない
- 寝起きは良い方である／起きてすぐ行動できる
- よく眠れないため、日中に眠くて仕方がない
- 電車やバスの移動中は眠れない／環境が変わるとなかなか眠れない

②日常に関して

- 常になにか考えごとをしている
- 常にピリピリしている／常にイライラしている
- 基本的に一定のスピードで作業がこなせる
- 基本的に心配性である
- 出張や遠征、旅行用の荷物が多い

「高覚醒タイプ」の方は、③についてあてはまるものをお答えください。

③ここ一番に関して

ガチガチに緊張してパニックになる　あがり症タイプ（覚醒レベル増加タイプ）
・結果を意識しない方が良い
・本番ではリラクセーションが効果的
・1：2呼吸で徹底して覚醒を下げる必要がある

眠気や雑念が増し、うまく集中できない　凡ミスタイプ（覚醒レベル低下タイプ）
・結果を意識した方が良い
・本番ではアクティベーションが効果的
・火の呼吸や2：1呼吸で徹底して覚醒を上げる必要がある

普段とあまり変わらない　平常心タイプ（覚醒レベル変化なしタイプ）
・特に普段と心の持ちようを変える必要はない

・本番で軽いリラクセーションが効果的
・1：1呼吸で中覚醒状態を目指す

徐々に心地良い状態になっていく　ワクワクタイプ（覚醒レベルやや低下タイプ）
・結果を意識した方が良い
・本番でのプレッシャーそのものが中覚醒状態へと導く

①と②は、普段時の覚醒レベルを割り出し、③は本番など、ストレス時の覚醒レベルを割り出します。これにより、普段とストレス時の覚醒レベルがある程度把握でき、その状況に応じたメンタルコントロールが可能となります。

精神生理学的検査「ストレスプロファイル」

ご参考までに、海外のアスリートやエグゼクティブが受けている本格的な精神生理学的検査ストレスプロファイルを紹介します。

ストレスプロファイルでは、心拍、呼吸、皮膚温、発汗、筋緊張、自律神経、脳波を測定するセンサーを身体に取りつけ、以下の項目の分析を行います。

・脳の覚醒タイプ

低覚醒タイプ（ぼんやり脳）か？高覚醒タイプ（ピリピリ脳）か？

・自律神経の状態

成人平均値と比較して正常か？異常か？

・ストレス時の心身の状態

ストレス時の脳波と自律神経の状態の明確化

・ストレス回復力

どれくらいの速さで脳波と自律神経の値が正常値に戻るか

生理学的データ、心理学的データ、インタビューを総合的に判断して、その人の脳タイプを分析していきます。

海外では、アスリートやエグゼクティブを中心に、ストレスプロファイルが実施され、科学的に自分の強みと弱みを把握することで、「ここ一番」でのハイパフォーマンスの発揮に役立てられています。

通常、病院などの脳波や自律神経検査の場合、疾患《しっかん》の判別が目的ですので、基本的には安静状態での測定になります。**しかし、メンタルの分析として行った場合、安静状態の分析だけでは足りず、ストレス状態での分析も併せて行う必要があります。**

なぜなら、メンタルは、安静状態とストレス状態の２つで１つだからです。そこで、ストレスプロファイルでは、ストレス状態になった時にどの脳波がどれだけ増える（減る）のか、そして、どのストレスに対して弱く、ストレスからの回復スピードは正常かどうかということを分析していきます。

日本人は特にメンタル強化が必要！

元来、日本では、気合いや根性が尊ばれてきました。その影響から、本番で弱いのは努力が足りないからだという風潮が依然として根強く存在しています。

しかし、本当にそうなのでしょうか？

なぜなら、日本人アスリートの練習量の多さは、世界的にもトップクラスといわれているからです。もう少し科学的に捉えていく必要があるといえます。

脳内には感情や気分を安定させる役割をする**セロトニン**という神経伝達物質があります。そのセロトニンのレベルを保つセロトニン運搬遺伝子には、人によって長さの違いによる3つのタイプがあり、セロトニンがより多く出る**LL型**を持っている人は外界の影響を受けにくく、発現量の低い**SS型**、**SL型**の人は外界の影響を受けやすいと推測されています。[*04]

そして、LL型を多く持つ白人や黒人に対し、日本人をはじめとするアジア人はSS型が多いと報告されています。

これ以外にも、ストレス反応に関わる物質を生み出す遺伝子は、ここ数年の研究で10種類以上確認されています。そして、これらの遺伝子や環境的要因が複雑に絡み合い、最終的にその人のストレス耐性が決定されていくのだと推測されています。

いずれにしても、SS型を多く持つ日本人は、白人や黒人に比べ、プレゼンやコンペ、試合などのピリピリした環境による影響、ダメージを受けやすいということになります。こうした不安を軽減させ、自分に自信をつけさせるために、日本人アスリートの練習量は多いのだと考えられています。

しかし、残念ながら「練習量＝メンタルの強さ」ではないのです。

もし、練習量と本番でのメンタルの強さが比例するのであれば、日本人アスリートは、世界の中でもメンタルが強い部類に入らないと辻褄《つじつま》が合わなくなってしまいます。

多くの日本人アスリートは、インタビューで「今の自分に必要なものは？」と聞かれると、ほとんどの場合「メンタル！」と答える傾向にあります。それは多くの選手が自分のメンタルに不安を感じているということです。

昔から「心・技・体」のバランスが大事だとされていますが、実際は「心」がやられてしまうと、トレーニングで培ってきた「技」と「体」のパフォーマンスは大幅に低下してしまうのです。

海外でも今までは、筋力トレーニングや力学（バイオメカニクス）など身体を中心としたトレーニングや分析が行われてきました。しかし、それだけではもはや今以上に身体能力を伸ばすことに限界を感じるようになりました。

そして、神経科学の進展により、パフォーマンスに重要な役割を担っているのは、肉体のみならず脳であることが明らかになり、近年では、様々な脳科学的アプローチで高いパフォーマンスにつなげる試みがされるようになりました。

こうした科学的トレーニングは当初、スポーツチームや軍隊を中心に取り組まれていましたが、今ではエグゼクティブたちも行うようになってきました。最近、日本のビジネスパーソンの間では定期的に身体を鍛える習慣が根づいてきました。

将来的にその流れは、海外同様、脳やメンタルのトレーニングへと広がりを見せていくことでしょう。

「変えられる能力」と「変えられない能力」

メンタルは大きく、「変えられる能力」と「変えられない能力」の2つの能力で構成されています。

「変えられる能力」とは、気分や情動など、自己コントロール可能な要素のことで、「変えられない能力」とは、性格や気質など持って生まれた遺伝的要素のことです。

気質とは、個人の性格の基礎になっている遺伝的・生物学的な感情の性質、行動の特性のことで、様々な遺伝子が複雑に絡み合い、その人の気質を構成しています。

その結果として、脳波上では、低覚醒タイプや高覚醒タイプなどの違いとして現れていると考えられています。

気質の歴史は長く、古くは古代ギリシャ時代にまでさかのぼります。

当時は、まだ病気は原始的な迷信や呪術によって論じられていましたが、医師であったヒポクラテスが、はじめて体質や環境による影響だということを明言し、その後、4つの体液理論として体系づけました。

インドでは「ドーシャ」と呼ばれる3つの体液理論をベースとしたアーユルヴェーダが、中国では寒熱、虚実などの「証」と呼ばれる体質分類がなされ、近年では、エルンスト・クレッチマーや、ロバート・クロニンジャーらによる行動遺伝学が進展し、様々なパーソナリティが発見されました。

さらに、ヒトゲノム解析により、こうした気質の違いは、遺伝子の違いによってなり立っていることが明らかとなりました。そのことで、将来どういった病気にかかりやすいのか、またアスリートであれば、どういった競技に向いているかなどがある程度予見できるようになりました。


ただ実際は、その役割や機能が未解明なジャンクDNAと呼ばれるものも多く、「これらは進化の過程により必要性がなくなったことで機能しなくなったのか?」もしくは、「まだ発見されていないなにか特別な役割を担っているのではないか?」という議論が今なお続けられています。

つまり、遺伝子に関してはまだまだ未解明なことの方が多く、一概に遺伝情報だけでその後の人生が予想できるものではないということです。
あくまでも1つの指針といえます。

先入観にとらわれ過ぎるあまり、夢や目標が限定的になってしまったり、はじめからあきらめてしまっては、つかめるチャンスもつかめなくなってしまい、非常にもったいないことだともいえます。

さらに、遺伝子はその機能のオン・オフを繰り返していますから、なんらかの刺激や環境の変化、トレーニングによって、眠っていた遺伝子が機能し出すことも十分考えられます。

言い方を換えれば、眠れる力、潜在能力の開花といったところでしょうか？

実際、リラクセーションの研究で、定期的にヨガや瞑想などのリラクセーションを行っている鍛錬者のグループと、リラクセーション未経験者である非鍛錬者のグループとの間には、抗ストレス関連遺伝子の活性パターンに有意な差があり、その非鍛錬者でもリラクセーションを一定期間行えば、遺伝子の活性パターンが変化することが確認されました。[*05]

さらに、そのリラクセーション初心者と15年以上の経験を持つ鍛錬者との間にも異なる活性パターンが確認されました。

これは熟練度に関わらず、リラクセーションという刺激が抗ストレス関連遺伝子の活性パターンを変え、さらに鍛錬者のように長期間行うことでしか活性化しない遺伝子もあるということを示唆しています。

短期的なトレーニングでオンになる遺伝子と、長期的なトレーニングでオンになる遺伝子の2つのタイプが確認されたということです。

こうした遺伝子の話と直接結びつけることはできませんが、私の周りを見ましても、「えっ、あの人が!?」というように、昔のイメージとはかけ離れるほどの飛躍をし、良い意味で化けた人たちがいます。

元々、才能の種があり、それが開花したのだと思いますが、本当に人の才能はいつどこで開花するかわかりませんね。

この章でご紹介した低覚醒タイプや高覚醒タイプは、「変えられない能力」に当てはまります。ただ、理解していただきたいのは、これらのタイプに優劣はないということです。どちらのタイプにも一長一短あります。

例えば、短距離型の遺伝子を持つアスリート、長距離型の遺伝子を持つアスリート、二人のアスリートに優劣をつけるとしたら、どちらが上で、どちらが下でしょうか?

私は、単純に優劣はつけられないと思います。

要は、それぞれ適材適所があるということです。

つまり、「変えられない能力」は、無理に変えようとせず、その気質を活かした生き方が求められるのです。気質を無理に変えようとしてもやはり限界があり、他に得意なことがあるにもかかわらず、自分の価値観を下げてしまい、どんどん自信を失っていってしまいます。

本来、短距離型の遺伝子を持っているのに、長距離型のトレーニングを積んでいては、思うように結果が出せず、長距離型の遺伝子を持っている人には及びませんよね？

もちろん逆もしかりです。

アーユルヴェーダしかり、漢方しかり、これらの伝統医学を見ても、それぞれの体質に優劣はつけていません。

それぞれの体質に合った治療法や処方を勧めているだけで、別の体質になることを目指してはいないのです。重視しているのは、自分の体質をよく理解し、自分の体質に合ったやり方で治療することです。

西洋医学のように、症状が同じだからといって同じ薬は出さないのです。そこには、体質に応じた個別のアプローチ、治療という考え方があるのです。

これは、メンタルに対しても同様のことが当てはまります。

短気な人、のんびりな人、せっかちな人、落ち着いている人など様々なタイプのメンタルの持ち主がいます。

さらに、緊急事態になれば、普段は落ち着いているのにパニックになったり、あまり変わらない人もいれば、冷静な人もいます。

そう考えると、メンタルに関しても、一律的なアプローチでトレーニングを行っても、きちんと効果が出る人と、出ない人が出てくることが理解できるかと思います。

本章でご紹介した「脳タイプチェックシート」を活用して、ぜひ、自分の脳タイプに合ったメンタル強化法でハイパフォーマンスを目指してください。

第 3 章

「没頭力」を高めて「最強のメンタル」に近づく！

Increase Your Immersion Power, and Approach the Strongest Mentality

第3章からは、メンタルの具体的な鍛え方について、お伝えしていきたいと思います。

繰り返しになりますが、本番で必要とされる能力とは、プレッシャーのある状況下でいかに自分本来の能力を発揮できるかです。

誰も120%、200%の実力発揮など求められていません。それは、普段できないことは、本番でもできないということが周知されているからです。

問題は、普段できることも、本番ではできなくなってしまう点です。

本番でいつも通りの力さえ出せれば、日々の努力が報われるというものです。

なぜ大事な場面でプレッシャーを感じるのか?

そもそも、本番ではどうしていつもの力が発揮できないのでしょうか?

それはいうまでもなく、プレッシャーが邪魔をしているからです。そこで、まずはプレッシャーが生じる原因について探っていきたいと思います。

本番では練習と異なり、プレッシャーが大きくのしかかってきます。

それは、「結果」が求められるからです。「結果」を求められた途端、

「うまくできるだろうか…?」

「失敗しないだろうか…?」


という不安が頭の中を駆け巡り出します。

この時、人間は「結果」という未来を見据えているようで、実は、その水面下では過去の体験を想起し始めます。


「またあの時と同じように失敗してしまわないだろうか…?」


と、特に過去の失敗体験が鮮明に蘇ってきます。

これは**トラウマ記憶**と呼ばれるもので、脳の扁桃体と密接な関係があります。

今まで良い結果を残してきた人でさえ、「結果」を求められると少なからずプレッ

シャーを感じ始めます。10回のうち7回成功していても、3回の失敗体験の方が前面に出て来てしまうのです。

これは、過去と同じ過ちを繰り返さないようにするためのリスク回避、**防衛本能**が強く働くからだと推測されています。

サッカーのPK戦をイメージするとわかりやすいかもしれません。

シュートを蹴る選手の意識は、ボールを蹴る前に、

「キーパーにディフェンスされないだろうか…？」

「ゴールを外してしまわないだろうか…？」

と、シュートしたあとの「結果」へと向かい出します。そして、過去の体験から今行おうとする行動がうまくいくかどうかを模索し出します。

苦い体験をしたことのある選手なら、

「あの時も大事な場面で外してしまったな…」

と、トラウマ記憶が蘇り、鼓動は高まり、呼吸は浅く速く、筋肉は緊張し始めます。

このような心身状態でシュートを放つのですから、当然結果は、かんばしいものではありません。

本来、この場面において最も大事なことは、ボールを蹴る行為そのもの、いかに蹴る動作に意識を集中させられるかであり、「結果」の予想ではないはずです。

「結果」を意識して、ポジティブなイメージが想起できれば良いですが、「ここ一番」では、どうしてもリスク回避の観点から、トラウマ記憶の方が勝ってしまいます。

以前、サッカーの本田圭佑選手がPKを成功したあとのインタビューで「真ん中に蹴って止められたらもう仕方がないと思った」と語っていました。

これはメンタル的にとても重要なことで、本人の中では、一度シュートの狙いを真ん中に定めたら、あとはただ蹴る動作に100%意識を集中させています。

「外したらどうしよう…?」

というような未来への不安（予期不安）はないのです。

この場面における本田選手の中での最大の任務は、「ボールを真ん中に蹴る」という行為そのものであり、たとえ、真ん中に蹴ってそこにキーパーが立っていてキャッチされたとしても、本人のシュートを真ん中に蹴るという任務は遂行されているのです。

そこにキーパーが立っていたというのは結果論であり、その部分は自分ではコントロールできないアンコントロールの領域なのです。

アンコントロールなことに力を注ぐよりも、今自分ができることに最大限の力を注ぐべきなのです。

それは、はじめて任される新規プロジェクトなどの未体験のことも含みます。

新規プロジェクト、はじめての海外出張、初出場の試合など、それこそ未知の体験なので、不安は尽きないと思います。しかし、失敗ばかり恐れていてはせっかくの自己成長のチャンスを逃してしまいますし、結局のところ、なにごともやってみなければばわかりません。

赤ちゃんが必死になって立ち上がり、やがて一人で歩き出すように、人間には本来、自分自身を成長させたいと願う**自己成長心**が備わっています。

一方で、このままの状態を維持しようとする**自己防衛心**も備わっています。

これは、自己の成長過程におけるアクセルとブレーキにあたります。私たちは常にこうした葛藤の狭間で少しずつ成長していくのですね。

新しいことを行うにあたり不安が消えないという方は、「今自分は自分自身を成長させるチャンスを迎えているんだ!」と、ほんの少しだけアクセルを踏んでみてください。

ほんの少しの勇気で、その先にはきっと今まで見たことのない新しい世界が待っているはずです。結果的に失敗に終わったとしても、それは1つの経験値となり、そこからまた打開策を練れば良いのです。

なにかアクションを起こす時には、成功も失敗もつきものです。

しかし、過去の著名なビジネスパーソンはみな、成功の反対は失敗ではなく、「なにもしないこと」だと節々に口にします。

チャレンジなしには、そもそもなにも生まれないということです。

本書で紹介しているメンタル強化法で精神を鍛えつつ、ぜひとも未開拓な領域にチャレンジをしてみてください。

「ここ一番」では脳の中でなにが起こっているのか？

それでは、「ここ一番」では、脳の中で一体どのような現象が起こっているのでしょうか？

これから、パフォーマンスを低下させている要因について、科学的に解明していきたいと思います。

私たちの脳の中で過去の失敗体験が想起される時、恐怖や不安と密接な関係がある脳の扁桃体と呼ばれる器官が活性化します。扁桃体は、脳の左右にあるわずか1・5センチほどの器官ですが、私たちの人生をコントロールしている中枢といっても過言ではないでしょう。

恐怖や不安に関わる「扁桃体」の位置

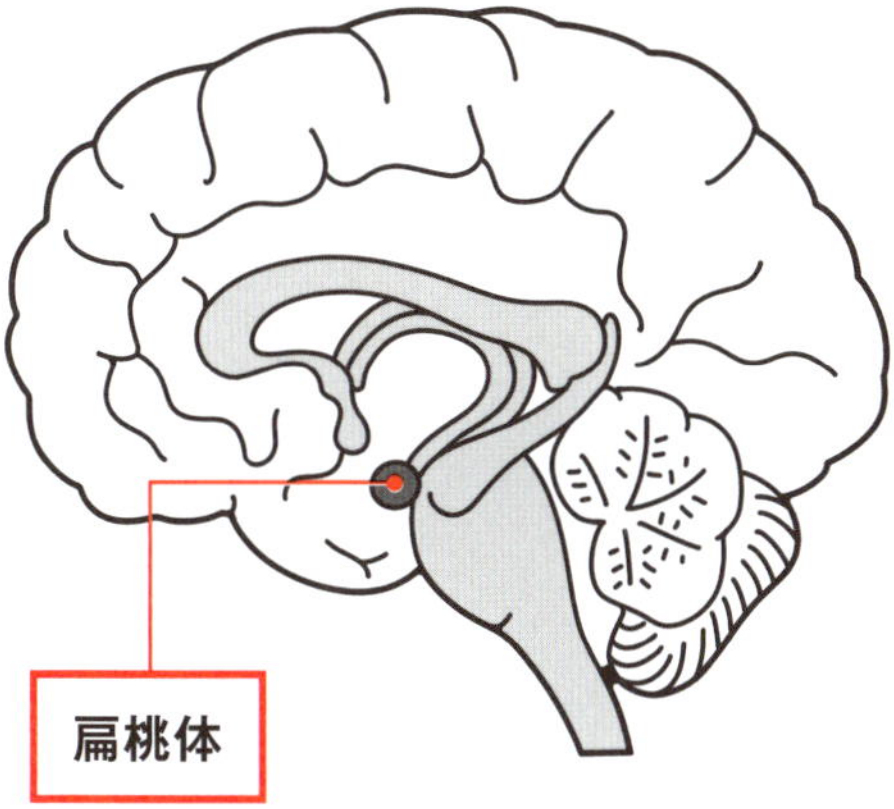

既述しましたように、扁桃体はトラウマ記憶と密接な関係があり、昔、苦い体験をした場面と似たようなシチュエーションに遭遇すると、心身を緊張モードにさせてその危険を回避しようとします。

危険を回避させるために扁桃体は、交感神経を活性化させ、瞬時に「闘うか?逃げるか?」の**闘争ー逃走反応**、いわゆるストレス反応を引き起こして「ここ一番」に備えようとします。

適度なストレス反応は、集中力を高め、パフォーマンスを高めてくれますが、過剰なストレス反応は、身体をこわばらせ、パフォーマンスの低下を招いてしまいます。

多くのアスリートを悩ませるフリーズやチョーク、イップスと呼ばれる身体の硬直現象の多くは、この扁桃体の興奮によって引き起こされると考えられています。

通常、筋肉を動かす時、脳の運動野から錐体路《すいたいろ》と呼ばれるルートを経て、筋肉に信号が送られていきます。

しかし、緊急事態により扁桃体が興奮すると、扁桃体からも線条体《せんじょうたい》と呼ばれる別のルートを経て筋肉に対して異なる信号を送ろうとします。[*01] つまり、筋肉にしてみれば、監督とコーチから同時に異なる指示が与えられている状態なのです。

当然、筋肉はどちらのいうことを聞けばいいのかわからず、パニックになってしまいます。その結果、パソコンでいうフリーズ状態のような、身体の震えや硬直が起こってくるのです。

さきほどのPK戦の話であれば、過剰な「結果」思考により、扁桃体が興奮し始め、交感神経が活性化し、その結果、身体はこわばり、シュートはあらぬ方向へと放たれてしまいます。

つまり「ここ一番」では、筋肉自体をただリラックスさせようとしても硬直現象は

ほとんど治まらず、その根本原因である扁桃体のコントロール、働きを抑えることが極めて重要なのです。

「勝ちたい!」という欲求を手放せば、すべてうまくいく!

では、実際にどうすれば扁桃体を刺激することなく目の前の行動に集中することができるのでしょうか?

繰り返しになりますが、扁桃体が興奮するのは未来(予期不安)や過去(トラウマ記憶)に意識が向かった時です。

ビジネスパーソンであれば、コンペのプレゼンなどで、「なんとしても勝ちたい!」と「結果(未来)」に意識が向かい、心臓がドキドキし始め、呼吸は乱れ、額や手の発汗量が増加している状態です。

逆にいえば、今行っている目の前の行動だけに集中できれば、理論上、扁桃体が興奮することはありません。

わかりやすい例でいえば、朝目覚めた瞬間の状態です。**朝目覚めた瞬間というの**

は、起きている時の中で最も「今」に集中できている状態なのです。

そこから15秒、30秒も経てばいかがでしょうか？

昨日、上司に怒られたことや、プレー中にミスしたことなどが次々に思い出され、同時に今日これから大事なプレゼンや試合があることが浮かび上がり、目覚めた瞬間のニュートラルな状態から、急激にメンタルヘルスが悪化していくのがおわかりだと思います。

このように、意識が過去や未来に向かい出すと、人のメンタルは乱れ出すという性質を持っています。

ですので、非常に逆説的ではありますが、「勝ちたい！うまくやりたい！」と結果を強く望むより、いったんその勝利への執着を捨て去り、目の前の行動、プレーだけに集中した方が扁桃体が興奮せず、心身共に最高の状態でプレーができるのです。

一方、まだまだ日本には、気合いや根性を重んじる風土がありますから、なかなか本番で「結果」を意識しないで力を抜くというのは難しい課題でもあります。

試合前によくコーチが選手に対して「気合いを入れていけ！」と声を掛ける場面が見受けられますが、ピリピリした環境の影響を受けやすく、脳の興奮が高ぶりやすい日本人は、すでに試合前には相当集中が高まっている状態なのです。

ですので、そこからさらに気合いを入れてしまうと、脳が**過活動状態**になり、集中し過ぎて、逆に周りが見えなくなってしまうのです。

ただし、安静時よりストレス時の方が覚醒が下がるタイプは、逆にシャキッと集中するためにも「結果」を意識した方が、パフォーマンスが高まることが多い傾向にあります。

「目指すは金メダル！」と公言して自分自身にプレッシャーを与え、実際に獲得してしまうのがこうしたタイプの人たちなのです。

目の前の行動に没頭してパフォーマンスをあげる

さきほど、本田選手の事例を紹介しましたが、実際に勝利への欲求を抑えたことで、高いパフォーマンスが発揮されたアスリートのケースをいくつかご紹介したいと思います。

錦織圭（テニス）

錦織選手は、2014年にグランドスラム大会である全米オープンで準優勝しています。しかし、実は錦織選手は、本大会の3週間前に足の親指の手術を行っており、大会開催ぎりぎりまで出場するかどうかを思い悩んでいました。ただ、懸命なリハビリの効果もあり、なんとか試合ができるまでに足の状態が回復しました。

さすがに今回ばかりはあまり好成績は収められないだろうと、自身も含め誰もがそう予想していたと思います。

しかし、ふたを開けてみれば、あれよあれよと勝ち上がり、準決勝では当時世界ランキング1位の**ジョコビッチ選手**を破りました。

この快進撃が錦織選手の日頃の努力の賜《たまもの》であるということはいうまでもありませんが、メンタル的には、身体が万全のコンディションではないことから、本人の中ではそれほど結果を意識せずにプレーに集中でき、周りからの結果に対するハードルも下げられたことが一要因として考えられます。

あと1回勝てば、日本人としては念願の初のグランドスラム大会優勝となります。しかも決勝は、なんと5勝2敗で錦織選手が勝ち越しているマリン・チリッチ選手!

「錦織選手が優勢!優勝間違いなし!」というニュースが日本中を駆け巡りました。

しかし、当日コートに現れた錦織選手の表情はそれまでとは打って変わってとても硬いものでした。

一体なにが起こったのでしょうか?

これは、幸か不幸か、決勝で勝ち越している相手と当たってしまったことで、

「もしかしたら、優勝できるかもしれない!?」

と、それまで淡々とプレーに集中できていたのが、「結果」の方に意識が向かってしまい、扁桃体が興奮し始め、交感神経が活性化し、表情がこわばってしまったので

す。

表情は精神状態の影響を強く受けますから、表情が硬いということは、身体全体が硬くなっている状態ということです。

当然、良いパフォーマンスは発揮できません。結果は、ストレート負けでした。準決勝までとは、大きく異なるプレー内容でした。

試合後に錦織選手は、「決勝の相手が、勝ち越しているチリッチに決まり、逆に緊張してしまった。勝てるというのが少し見えたのがよくなかった。勝たなきゃいけないというプレッシャーもあった。ここまで試合の最中に硬くなったのははじめてのことで、この為なかなか感覚がつかめず、動きが悪かった。動きの悪さが原因で、チリッチの速いゲーム展開について行くことが難しかった」と述べています。

さらに「正直、フェデラーの方がやりやすかったかもしれない…」とも語っています。**これは、自分より格上の相手の場合、求められる結果のハードルが下がるため、戦いやすいということを暗に意味しているのですね。**

逆にアスリートは、絶対に負けられない相手、格下の選手との「ここ一番」での対戦は非常にプレッシャーがかかるものなのです。

実際、翌年の2015年の全米オープンでは、前年の準優勝者というプレッシャーからか、初戦敗退という結果に終わっています。

いずれにしましても、錦織選手ほどのトップアスリートでさえ、「結果」への意識が高まり過ぎるとパフォーマンスは下がってしまうということが、ご理解いただけたかと思います。

浅田真央(フィギュアスケート)

2014年のソチオリンピックの浅田真央さんのケースも見ていきましょう。

あの時は、初日と2日目の演技がまるで違うものでした。

初日は、日本のエースとして、なんとしてもメダルを取らないといけないというプレッシャーが相当あったと思われます。結果、身体はこわばり、ジャンプの着地に幾度となく足をすくわれるなど精彩を欠き、16位と大きくつまずきました。

この時のことを振り返り、浅田さんは、「自分の身体がうまく動かなかった」と述べています。それに対し2日目は、記憶に残っている方も多いかと思いますが、まさに神がかり的な演技でした。

出場選手で唯一、3回転ジャンプを計8回跳び、フリーでは3位となる自己最高得点をマークし、最終的に6位まで浮上しました。

この一夜にしてパフォーマンスが格段にアップした背景には、初日を終えた時点で実質的にメダル獲得が極めて困難な状況になったことで、「勝ち」を意識し過ぎたメンタリティーが正常に戻ったからだと思われます。

その結果、扁桃体の興奮が抑えられ、演技自体に集中でき、思い通りの演技につながったのだと考えられます。

実際、表情も初日に比べるとかなり和らいでいる様子でした。

特に、演技後半部分からは表情が明らかに変わり、ゾーン状態に入っているような感じでした。

桐生祥秀（陸上）

桐生選手は、2017年の9月に行われた日本学生陸上競技対校選手権大会の陸上男子100メートルで、日本人初の9秒台をマークしました。実はこのレース前、桐生選手は左足に違和感を抱え、出場するかどうか迷っていました。

しかし、そのことで逆に肩の力が抜け、プレッシャーを感じずに済んだそうです。レース後のインタビューでは、「準決勝では足に不安があったが、決勝は自分の足を信じて、肉離れしてもしかたがないという気持ちでスタートを思い切った。今大会はじめてスタートを思い切りきることができた」と語っています。

以前、世界記録保持者（2017年時点）のウサイン・ボルト氏から、9秒台を出すには、「焦ってはいけない。自分のために走るんだ。とにかく楽しむことが大事だ」とアドバイスを受けていました。

やはり世界のトップアスリートは、過剰な勝利意識が逆にパフォーマンスを低下させてしまう現象について、よく理解しているということですね。

大相撲の横綱白鵬が取り組みに対して大切にしている言葉に、「稽古は本場所のごとく、本場所は稽古のごとく」というものがあります。

これは、かの伝説の横綱双葉山の言葉に影響を受けているのだと思われますが、これほどまでに、「ここ一番」での心の持ち方について的を射た言葉はないでしょう。

同時に競技現場では、「プレーだけに集中していけ！」という言葉がよく指導者から発せられます。しかし、実際にはこれがとても難しいのです。

プレーという「今」に集中するには、プレーだけに集中できるようにするためのトレーニングが別途必要なのです。それは、筋トレで肉体を鍛えるかのごとく、脳に新しい回路を形成していくプロセスです。

お釈迦様の精神鍛錬法「マインドフルネス」

長々と、いかに「今」に集中すること、目の前の行動に集中することが、高いパフォーマンスを発揮するために大事かということを書いてきましたが、実は今から約2500年前に、「今」に集中することで精神が安定する原理を発見していた人物がいました。

その人物とは、仏教を創始した**お釈迦様**です。

お釈迦様は、自分の息が身体に入ったり出ていったりする呼吸だけに意識を向けていると、心が落ち着いていく現象を発見したのでした。

この目の前の行動に没頭する行為、瞑想を**ヴィパッサナー**と名づけ、今日のストレス低減プログラムである「マインドフルネス瞑想」の原型となりました。

今では、その精神鍛錬法が、世界的大企業のストレス低減プログラムに採用され、従業員のパフォーマンス向上に役立てられています。

科学技術が発達した現代において、古《いにしえ》の精神鍛錬法が世界をリードする大企業に取り入れられているのも非常に興味深い話ですね。

以前は、カウンセリングと共に、ものの見方、考え方、捉え方を変更させる認知行動療法がよく取り組まれていましたが、現在では、ヨガやマインドフルネスをはじめとする瞑想により、脳のシステムを変え、心の働きを正常化させるやり方が主流となりました。

「見える化」でわかるマインドフルネスの効果

ここでは、筋緊張（僧帽筋《そうぼうきん》）や発汗、皮膚温、心拍などの生体情報を測定し、実際に目の前の行動に集中することでストレス反応が抑えられるというデータをお見せしましょう。

これは、お箸で小さな豆を皿から皿へと素早く移してもらう精神課題です。

今回は、1分以内に30個移動してもらうという条件を与えました。「結果」を強く意識した通常動作（次ページ図表①）の場合、指先の発汗量や心拍は増加し、肩の筋肉が緊張することで、血管が収縮し、皮膚温が低下しています。これがずばり、「結果」を意識することで扁桃体が興奮し、交感神経が活性化している状態なのです。

それに対し、次は1分間に30個以上の移動という目標はそのままで、豆を動かすことだけに意識を向けてもらいました。図表の②の部分です。そうすると、同じ動作でもストレス反応が抑えられています。

マインドフルネスの効果の「見える化」

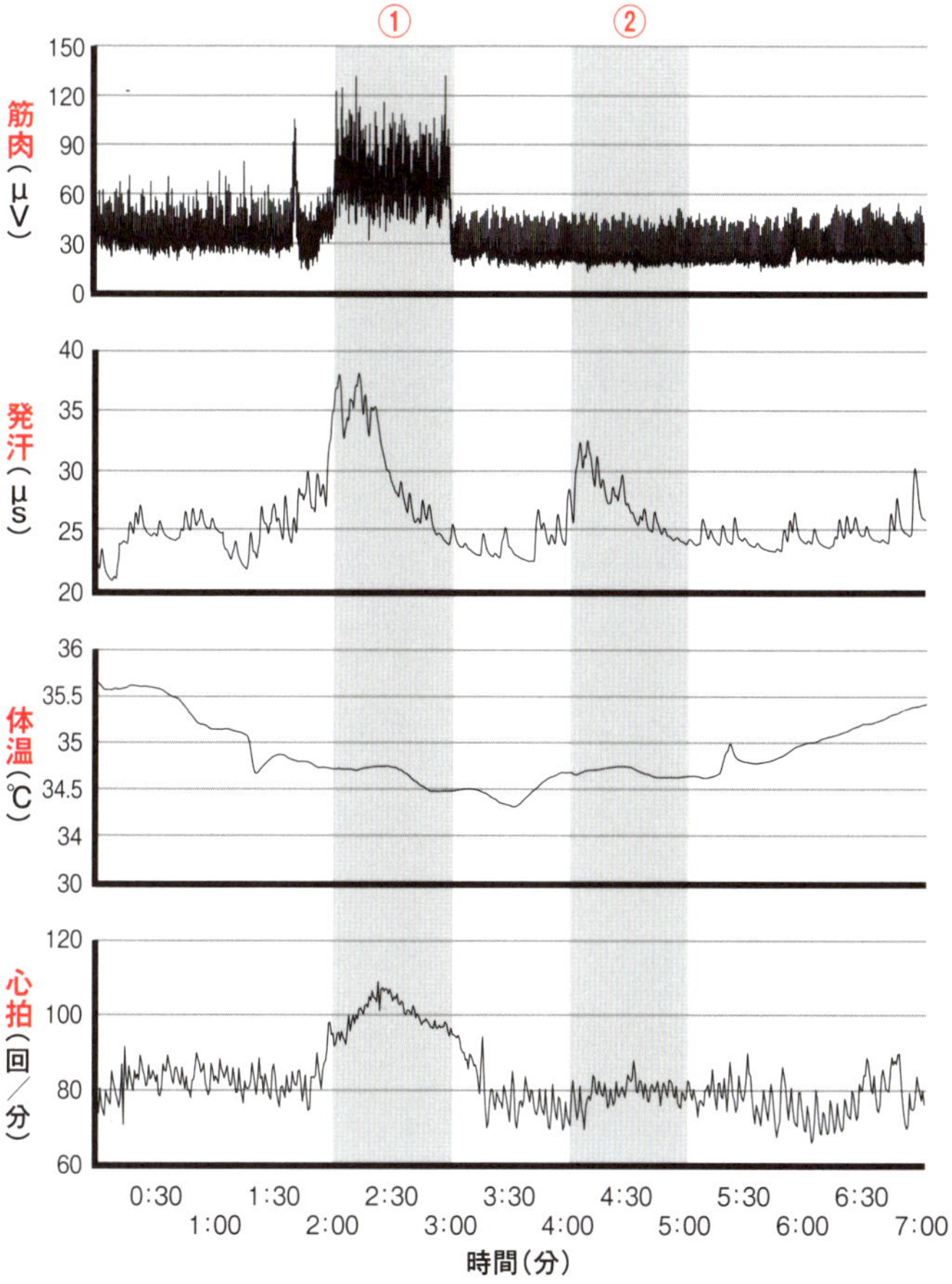

同じ動作でも
「結果」を意識した場合と、
「今ここ」に集中した場合の
ストレス反応は大きく異なる!

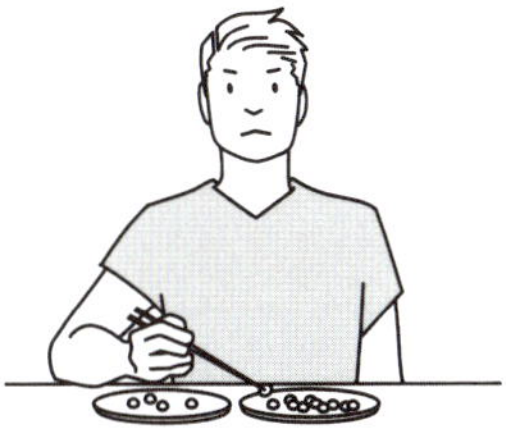

今回のケースでは、「結果」を意識した場合は27個で、マインドフルネス的に行った場合は32個でした。順序を逆にしたり、他の人で行ったケースでもおおむね同じような結果になります。

同じ動作でも意識1つで、体内の生理状態が変化するということをご確認いただけたかと思います。

やはり、人間は精神性の高い生き物なのですね。

実践！マインドフルネス

それでは、実際にマインドフルネスのトレーニングに移っていきましょう。

様々なやり方がありますが、ここではヨガのワークをご紹介します。ワーク中は常に目を閉じ、呼吸はすべて鼻で行います（101ページからの図表もご覧ください）。

①目を閉じて、仰向けの姿勢を取ります。

②息を吸いながら、右腕を天井に向かってゆっくり上げていきます。

いったん息を吐き、この状態で静止し、自然呼吸を5回行い、右手の先から右脇にかけての血流を感じながら「今」に集中します。6回目で息を吸ったら、吐きながらゆっくり腕を下ろします。

左腕でも同様に行います。

雑念が湧いてきてもそれらにとらわれず放っておき、手足を動かすことで生じる血流の変化、筋肉の緊張と弛緩、心拍の変化などの体内の変化に意識を向けます。

もし、雑念が湧いてきて意識がそっちの方に引きずられそうになったら、またすぐに体内の変化に意識を向け直してください。雑念が湧くことは自然であり、重要なのはそれに素早く気づき、元の集中状態に戻すことです。

③息を吸いながら、右足を天井に向かってゆっくり上げていきます。

いったん息を吐き、この状態で静止し、自然呼吸を5回行い、右足の先から骨盤にかけての血流を感じながら「今」に集中します。6回目で息を吸ったら、吐きながらゆっくり足を下ろします。

左足でも同様に行います。

④息を吸いながら、両腕を天井に向かってゆっくり上げていきます。

いったん息を吐き、この状態で静止し、自然呼吸を5回行い、両手の先から両脇にかけての血流を感じながら「今」に集中します。6回目で息を吸ったら、吐きながらゆっくり両腕を下ろします。

⑤息を吸いながら、両足を天井に向かってゆっくり上げていきます。

いったん息を吐き、この状態で静止し、自然呼吸を5回行い、両足の先から骨盤にかけての血流を感じながら「今」に集中します。6回目で息を吸ったら、吐きながらゆっくり両足を下ろします。

⑥息を吸いながら、右腕と右足を天井に向かってゆっくり上げていきます。

いったん息を吐き、この状態で静止し、自然呼吸を5回行い、手や足の先から脇や骨盤にかけての血流を感じながら「今」に集中します。6回目で息を吸ったら、吐きながらゆっくり腕と足を下ろします。

左腕と左足でも同様に行います。

⑦息を吸いながら、右腕と左足を天井に向かってゆっくり上げていきます。

いったん息を吐き、この状態で静止し、自然呼吸を5回行い、手や足の先から脇や骨盤にかけての血流を感じながら「今」に集中します。6回目で息を吸ったら、吐きながらゆっくり腕と足を下ろします。

左腕と右足でも同様に行います。

⑧息を吸いながら、両腕と両足を天井に向かってゆっくり上げていきます。

いったん息を吐き、この状態で静止し、自然呼吸を5回行い、手や足の先から脇や骨盤にかけての血流を感じながら「今」に集中します。6回目で息を吸ったら、吐きながらゆっくり腕と足を下ろします。

これらの動作を1セット行います。

マインドフルネスを実践する「ヨガ」のワーク

❶ 目を閉じて、仰向けの姿勢を取る

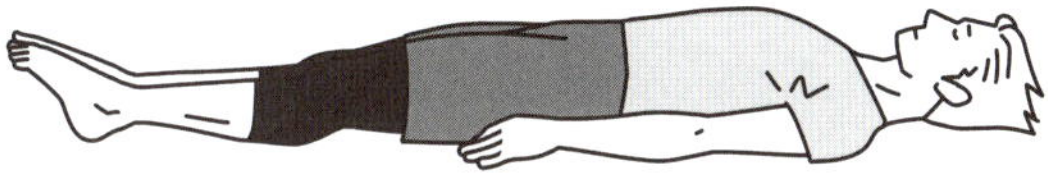

Point

・全身をリラックスさせ、ワークに集中する。

❷ 息を吸いながら、右腕を天井に向かってゆっくり上げていく

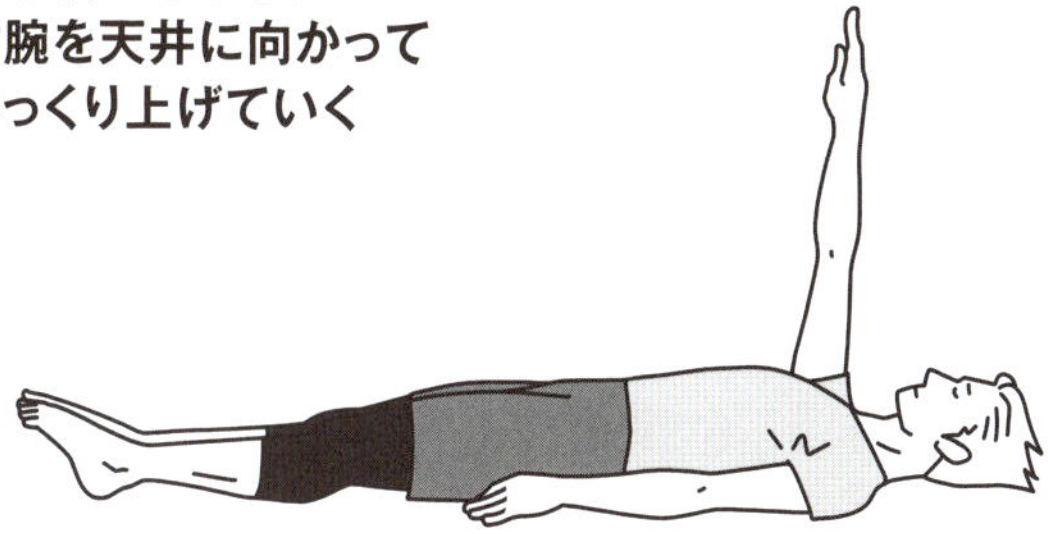

Point

・この状態でいったん息を吐き、自然呼吸を5回行い、右手の先から右脇にかけての血流を感じながら「今」に集中する。

・6回目で息を吸ったら、吐きながらゆっくり腕を下ろす。左腕でも同様に行う。

❸ **息を吸いながら、**
右足を天井に向かって
ゆっくり上げていく

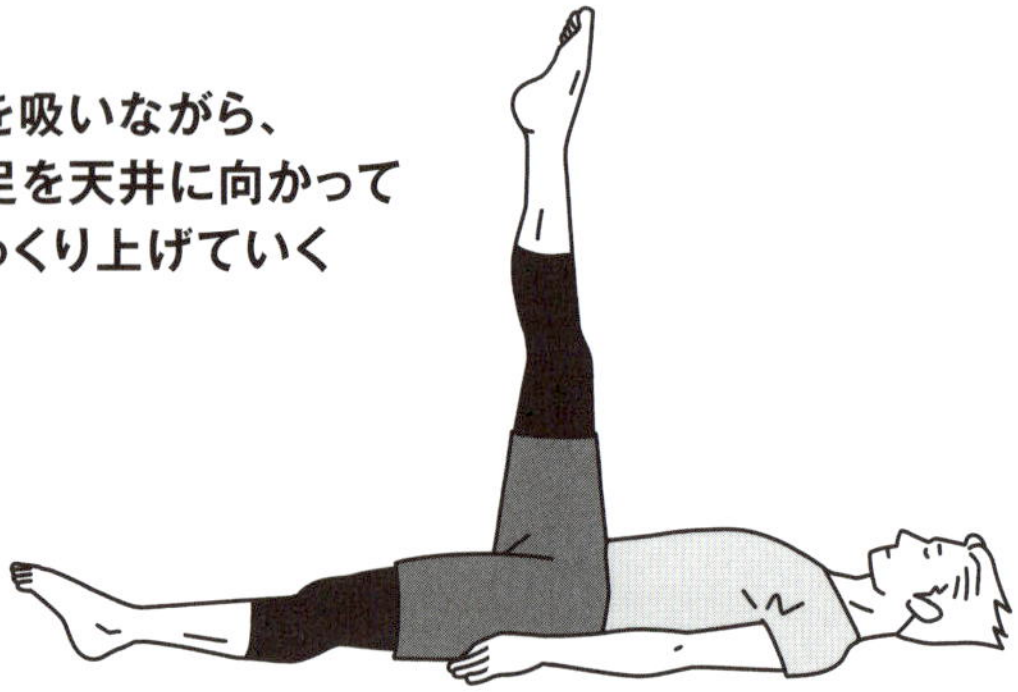

Point

・この状態でいったん息を吐き、自然呼吸を5回行い、右足の先から骨盤にかけての血流を感じながら「今」に集中する。

・6回目で息を吸ったら、吐きながらゆっくり足を下ろす。左足でも同様に行う。

❹ **息を吸いながら、**
両腕を天井に向かって
ゆっくり上げていく

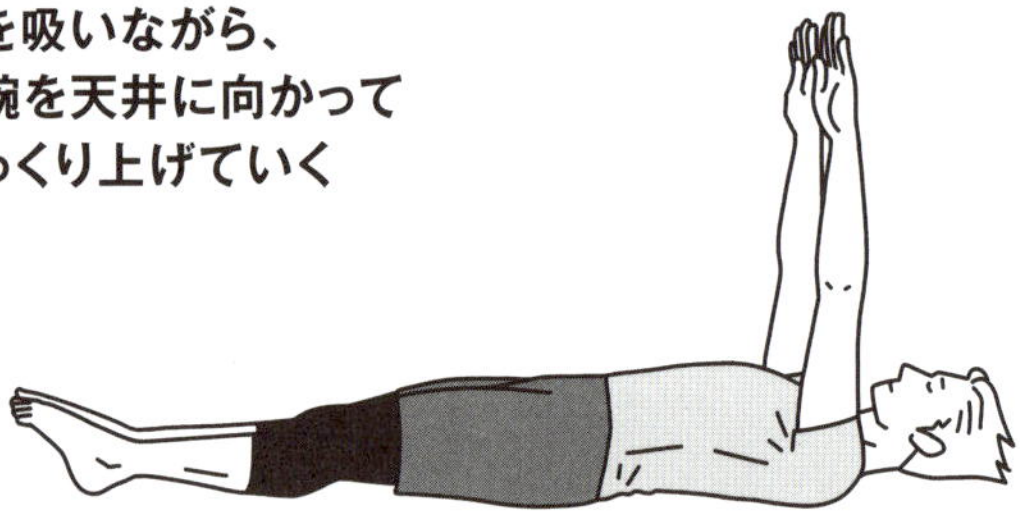

Point

・この状態でいったん息を吐き、自然呼吸を5回行い、両手の先から両脇にかけての血流を感じながら「今」に集中する。

・6回目で息を吸ったら、吐きながらゆっくり両腕を下ろす。

❺ 息を吸いながら、両足を天井に向かってゆっくり上げていく

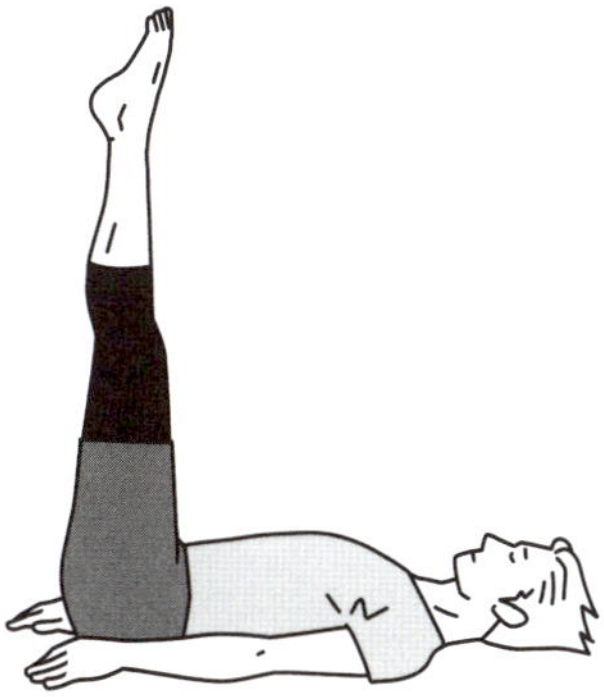

Point

- この状態でいったん息を吐き、自然呼吸を5回行い、両足の先から骨盤にかけての血流を感じながら「今」に集中する。
- 6回目で息を吸ったら、吐きながらゆっくり両足を下ろす。

❻ 息を吸いながら、右腕と右足を天井に向かってゆっくり上げていく

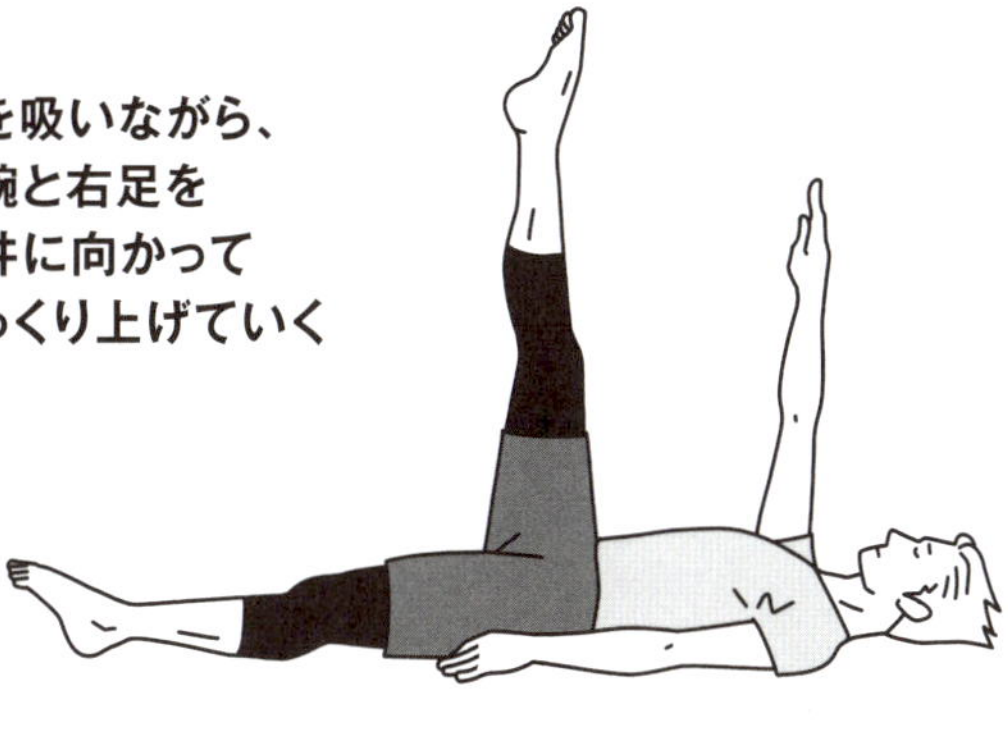

Point

- この状態でいったん息を吐き、自然呼吸を5回行い、手や足の先から脇や骨盤にかけての血流を感じながら「今」に集中する。
- 6回目で息を吸ったら、吐きながらゆっくり腕と足を下ろす。左腕と左足でも同様に行う。

❼ 息を吸いながら、右腕と左足を天井に向かってゆっくり上げていく

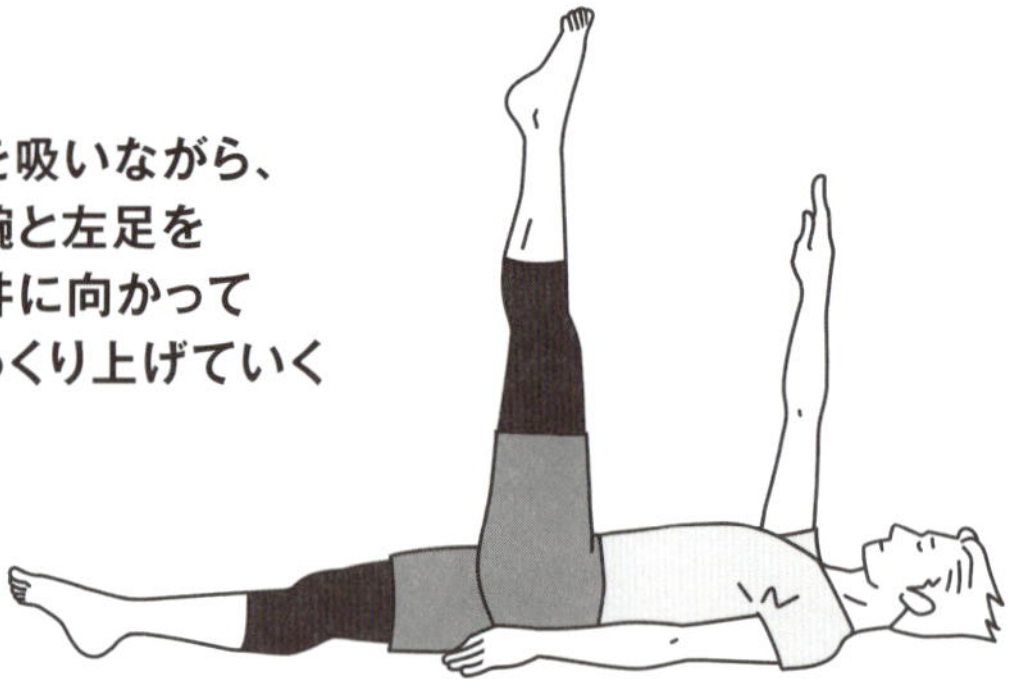

Point

・この状態でいったん息を吐き、自然呼吸を5回行い、手や足の先から脇や骨盤にかけての血流を感じながら「今」に集中する。

・6回目で息を吸ったら、吐きながらゆっくり腕と足を下ろす。左腕と右足でも同様に行う。

❽ 息を吸いながら、両腕と両足を天井に向かってゆっくり上げていく

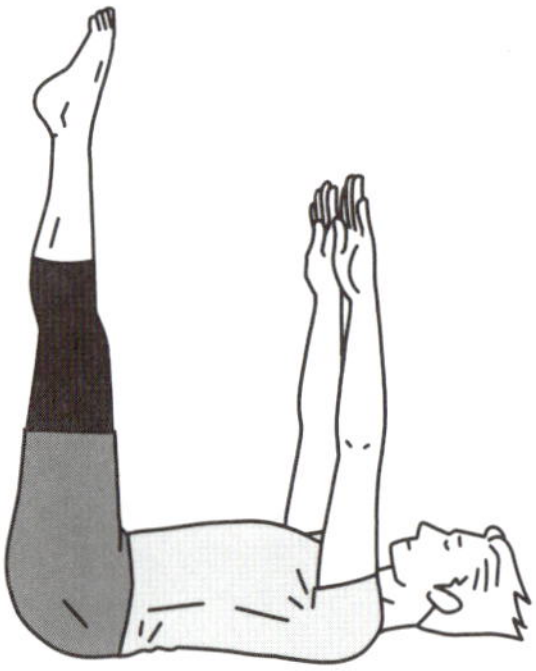

Point

・この状態でいったん息を吐き、自然呼吸を5回行い、手や足の先から脇や骨盤にかけての血流を感じながら「今」に集中する。

・6回目で息を吸ったら、吐きながらゆっくり腕と足を下ろす。

【オフィス用（簡易版）】

イスに浅く座り、背筋を正し、目は閉じます。

①息を吸いながら、右腕を天井に向かってゆっくり上げていきます。

いったん息を吐き、この状態で静止し、自然呼吸を5回行い、右手の先から右脇にかけての血流を感じながら「今」に集中します。6回目で息を吸ったら、吐きながらゆっくり腕を下ろします。

左腕でも同様に行います。

②息を吸いながら、両腕を天井に向かってゆっくり上げていきます。

いったん息を吐き、この状態で静止し、自然呼吸を5回行い、両手の先から両脇にかけての血流を感じながら「今」に集中します。6回目で息を吸ったら、吐きながらゆっくり両腕を下ろします。

これらの動作を1～3セット繰り返します。

簡単な動作の繰り返しですので、様々な雑念が生じやすいと思いますが、いかに目の前の動作に集中できるかが、本番でのメンタルの強さにつながっていきます。

本番では、どうしても「結果」の行方に意識が向かいがちですが、成功・失敗を懸念し出すと脳の扁桃体が興奮し出し、その緊張シグナルが身体全体へと広がり、結果、パフォーマンスの低下を招いてしまいます。

普段から「今」に集中することで、「ここ一番」でもニュートラルな心身状態を維持できるようにトレーニングしておくことをお勧めします。

【オフィス用】
マインドフルネスを実践する「ヨガ」のワーク

**❶ 息を吸いながら、
右腕を天井に向かって
ゆっくり上げる**

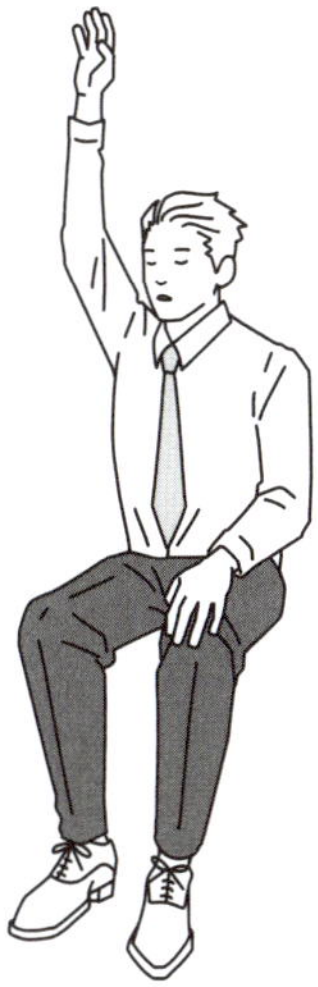

Point

・この状態でいったん息を吐き、自然呼吸を5回行い、右手の先から右脇にかけての血流を感じながら「今」に集中する。

・6回目で息を吸ったら、吐きながらゆっくり腕を下ろす。
左腕でも同様に行う。

**❷ 息を吸いながら、
両腕を天井に向かって
ゆっくり上げる**

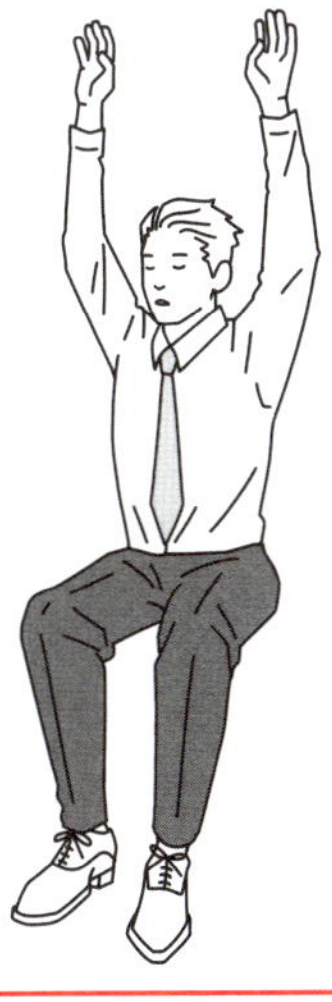

Point

・この状態でいったん息を吐き、自然呼吸を5回行い、両手の先から両脇にかけての血流を感じながら「今」に集中する。

・6回目で息を吸ったら、吐きながらゆっくり両腕を下ろす。

第4章

ゾーンを引き出して「最強のメンタル」に近づく!

Pull out the Zone, and Approach the Strongest Mentality

第3章では、目の前の行動に没頭することで、脳がニュートラルな状態となり、結果、パフォーマンスが向上することをご説明しました。

そして、その方法としてマインドフルネスが効果的であるという内容でした。

この章では、自律神経や脳波をコントロールすることで、中覚醒状態をつくり出し、その先にあるゾーンに近づく方法について解説していきたいと思います。

自律神経を最適化して「ゾーン」を引き出す！

ゾーンはリラックスと集中のバランスが取れた絶妙な状態ですから、自律神経においては、緊張モードの交感神経とリラックスモードの副交感神経のバランスが整った状態といえます。

実際、自律神経バランスを整える呼吸法を行うと、自律神経バランスが整った状態を示す値（**LF成分**）の増加と共にハイベータ波が低下し、アルファ波やSMR波などの脳波の周波数成分が高まるのが確認できます。

体内の呼吸中枢や肺の伸展受容器《しんてんじゅようき》の影響から、交感神経は息を吸った時に活性化し、副交感神経は息を吐いた時に活性化します。つまり、吸う長さと吐く長さを同じにすれば、自律神経バランスは整っていきます。

とにかくリラックスしたい場合や、大事なイベントの前日になかなか寝つけない方は、「4秒で吸って8秒で吐く」のように、吐く時間を長くしてあげれば、副交感神経が優位になり、生理学的に眠りやすい状態になります。

また、この1：2の比率での呼吸法は、深い瞑想状態に入りたい場合や、イメージトレーニングを行う際にも効果的です（詳しくは、終章をご覧ください）。

ここから、少しだけ専門的な話におつき合いください。

近年、科学技術の進展により、自律神経の活動が可視化できるようになりました。

そして、心拍の周期変動の観点から、交感神経と副交感神経はそれぞれ異なる周波数領域に分類されることが明らかになりました。

具体的には、交感神経は低い周波数領域（VLF：Very Low Frequency：０・００３３～０・０４Hz）、副交感神経は高い周波数領域（HF：High Frequency：

０・１５～０・４Hz）に分類されます。

つまり、この交感神経と副交感神経の間の周波数領域（０・０４～０・１５Hz）は、両方の成分が混じった中間領域ということになります。交感神経を夏に、副交感神経を冬に例えれば、この中間領域は春や秋といったところでしょうか。

この中間領域のことを専門的には、「Low Frequency（以下ＬＦ）」と呼びます。

ＬＦ領域は、交感神経と副交感神経にまたがった領域に位置するため、別の言い方をすれば、この領域は自律神経バランスが整った領域であるということになります。

少し難解な専門用語が続きましたが、どうして、このようなことをわざわざご説明したかといいますと、一体、何秒で吸って、何秒で吐けば、自律神経のバランスは整うのか？というテーマに移りたかったからなのです。

冒頭で、吸う長さと吐く長さを同じにすれば自律神経バランスは整うということをお伝えしました。しかし、これだけでは具体的な呼吸ペースがわかりません。

そこで、その呼吸ペースの指標となるのが、ＬＦ領域の周波数なのです。

呼吸法による自律神経バランスの推移

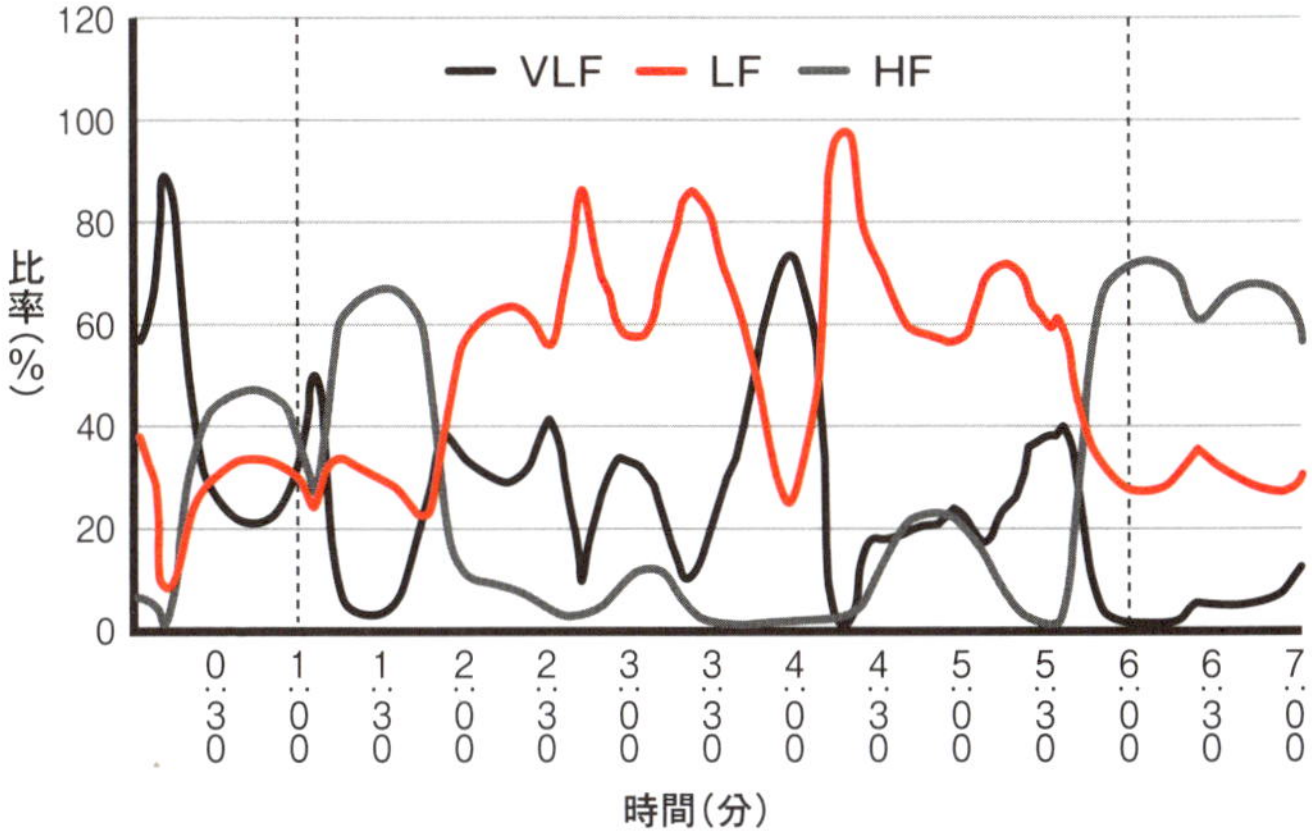

呼吸法を行うとLF成分が高まっていく!(1分から6分の間)

LF領域は、約10秒に1回(0・1Hz)の周波数成分で構成されています。

つまり、5~6秒で吸って5~6秒で吐く呼吸ペースにより、LF領域のパワーが増加し、自律神経バランスが整っていくというわけなのです。[*01]

上の図表をご覧ください。このグラフは、1分間の安静のあと、5分間呼吸法を実施し、その後再び1分間安静にした、計7分間の各周波数領域のサンプルデータです。呼吸法開始後にLF成分が高まり、呼吸法終了と共にLF成分が低下していくのをご確認いただけると思います。

パフォーマンスがあがる「最新型呼吸トレーニング」

それでは、実際に自律神経バランスを整える最新型の呼吸法を実践してみましょう。

呼吸法の基本姿勢（152～153ページ）で座り、目は半眼にし、少し先の床あたりに焦点を定めます。

鼻から5～6秒かけて息を吸い、口から「シュー」という呼吸音と共に5～6秒かけて息を吐きます。

吐く時に、まるで波の音と共にネガティブな要因がかき消されていくようなイメージです。

頬など口周りの筋肉で呼吸をしようとせず、しっかり**腹式呼吸**を行います。

そして、呼吸による心身の変化を感じながら「今」に集中します。

慣れてきたら、**臍下丹田**《せいかたんでん》（へそ下約5センチ）を意識し、そのあたりが温かくなる感覚を観察しながら「今」に集中します。

この時、仕事のことなど、雑念が頭に浮かんできても放っておいて、臍下丹田や心身の変化に意識を集中させます。

朝食前や就寝前などの時間帯に、それぞれ5〜10分間行います。

これは、第3章の身体を使ったマインドフルネスに対し、呼吸によるマインドフルネスです。いずれの場合においても大事なのは、思考を止め、心身への変化を感じることです。

それは、単にボーッとしている状態とも異なります。むしろ意識は鮮明になっていきます。

動作や呼吸に慣れてくると、どうしても流れ作業的に行ってしまいがちです。

これは初心者よりも中級者が陥る**自動化現象**と呼ばれるもので、慣れにより、意識集中が低下してしまっている状態なのです。常に基本に立ち返って呼吸のトレーニングを深めていきましょう。

こうした呼吸法の日常的な実践により、主に不安[*02,03]、睡眠障害[*04]、うつ病[*05,06,07]、ストレス性疾患、[08]心的外傷後ストレス障害、[09,10]高血圧、[11,12,13]心疾患、[14]喘息、[15]線維筋痛症[16]の改善や、スポーツパフォーマンスの向上への効果が期待されます。[17,18,19]

最適呼吸リズムでパフォーマンスはピークに！

5〜6秒で吸って5〜6秒で吐く呼吸ペースは、誰でも簡単に自律神経バランスが整う標準的な呼吸ペースです。実際、座禅に伝わる**丹田呼吸**を見てもおおよそ同じような呼吸ペースです。

一方、海外の競技スポーツ分野ではさらに一歩進み、自分に合った最適な呼吸リズムを専門機器で分析し、その呼吸ペースによる呼吸法の実践を推奨しています。人はそれぞれ、姿、形が異なるように、自律神経バランスが整う呼吸ペースも人によって微妙に異なってくることが明らかになってきたからです。[20]

日々トップの座を狙っているアスリートたちにとっては、少しの違いがパフォーマンスを大きく左右します。ですので、よりシビアにLF成分を最大化させる最適な呼吸ペースによる個別的アプローチが望まれているのです。

具体的には、どの呼吸ペースで、最もLF領域のパワーが高まるかをチェックする呼吸分析が行われています。[*21] アスリートたちは、その分析により導き出された呼吸ペースによる呼吸トレーニングで自律神経バランスを最適化していきます。

こうしたサイエンスベースの呼吸分析とトレーニングは、**心拍変動バイオフィードバック**（HRV-BF：Heart Rate Variability Biofeedback）と呼ばれています。[*22]

最近では、小型で高性能なデバイスが開発され、指先からの生体情報をブルートゥースでスマートフォンやタブレット端末に飛ばすことで、自宅や外出先でも本格的なトレーニングが行えるようになりました。

専門機関で呼吸分析だけ行えば、あとは専用のデバイスを活用することで、日々のトレーニングとしてはもちろん、試合前や試合中、プレゼン前、高ストレス時など、あらゆる場面で最高の自律神経トレーニングが行えます。

私のところでは、全国からビジネスパーソンやアスリートが呼吸分析に訪れ、そのデータを元に日常的に呼吸トレーニングに励み、それぞれの環境でのパフォーマンスの発揮に役立てています。

イメージで自律神経バランスを整えるのは至難の業です。しかし、呼吸法を活用すればいとも簡単にそれが達成されます。

こうした肉体から精神に働きかけるアプローチは、ヒマラヤのヨガ行者たちが長い年月をかけてつくり上げてきた賜なのですね。

脳を最適化して「ゾーン」を引き出す！

ヨガのワークで身体を整え、呼吸法で自律神経を調整することで、その効果を脳まで伝えることが可能なことをお伝えしました。こうした身体から脳へのアプローチ法のことを専門的には「末梢系アプローチ」と呼びます。

それに対し、脳に直接アプローチする方法のことを「中枢系アプローチ」と呼びます。参考までに、「中枢系アプローチ」についても少しだけご紹介いたします。

この方法は、アメリカやヨーロッパ、オーストラリアなどで取り組まれている最新鋭の脳トレーニングで、ニューロフィードバックと呼ばれています。

ニューロフィードバックは、発達障害の一種であるADHD[*23]（注意欠陥多動性障害）や不安障害の改善[*24]、アスリートやエグゼクティブに対するパフォーマンス向上などの目的で行われています[*25]。

具体的には、頭皮と耳たぶに電極を取りつけ、主に脳波を「見える化」しながら、適正状態に調整します。脳波が適正状態になればモニター上のアニメーションや音楽が流れ出し、基準値を外れると止まってしまうという仕組みです。

映像や音楽がうまく流れることが**脳の報酬**となり、その脳波状態をつくり出すべく、脳が自動学習し、特定の脳波を強化したり、抑制したりします。こうした脳の強化学習トレーニングがニューロフィードバックなのです。

ニューロフィードバックには、リラクセーションを促したり、集中力を高めたり、脳波の標準データベースを基準に脳波バランスを整えるものまでと、様々なプログラムがあります。

臨床現場では、事前に脳波の分析をしっかり行い、トレーナーがクライエントごとに適したプログラムを選択してから実際のトレーニングに移っていきます。

第2章で触れたように、低覚醒タイプには集中力を高めるプログラムが必要とされ、高覚醒タイプにはリラクセーションを高めるプログラムが必要とされます。

継続的なニューロフィードバックのトレーニングにより、脳波が最適な状態に調整され、脳のパフォーマンスが高まり、結果、行動パフォーマンスが向上すると推測されています。*26

目的に応じて、強化、抑制する脳波の種類は変化し、トレーニング内容も異なってきます。近年では、様々な脳科学的アプローチで、高いパフォーマンスにつなげる試みがされるようになりました。

ニューロフィードバックは、まさにそうしたアプローチの中の最前線にあるといえるでしょう。脳の状態を最適化し、「ここ一番」で最高のパフォーマンスを発揮したいと願う方は、専門家の指導の下、一度試されるのも良いかもしれません。

競技現場における脳波トレーニングの活用事例

海外では、ニューロフィードバックの効果を競技現場に適応させるため、基礎的な自己コントロール能力の養成に留まらず応用編として、実際の競技形式に近い形でのトレーニングが行われています。

射撃、アーチェリー、ダーツ、ビリヤード、ゴルフなどの精神的スポーツ

自律神経や脳波の生体計測器を活用することで、今現在の心身の状態が「見える化」可能となります。呼吸が乱れ、心拍が高まり、筋肉や脳が緊張すれば、リアルタイムでコーチがそれを指摘し、選手はその情報を元に、自己コントロールを行います。

このトレーニングで得られる効果は、個々の自己コントロール能力だけでなく、繰り返し行うことで、その選手ごとに最適な呼吸パターンや心拍、脳波などの適正状態

ニューロフィードバックを取り入れたトレーニング

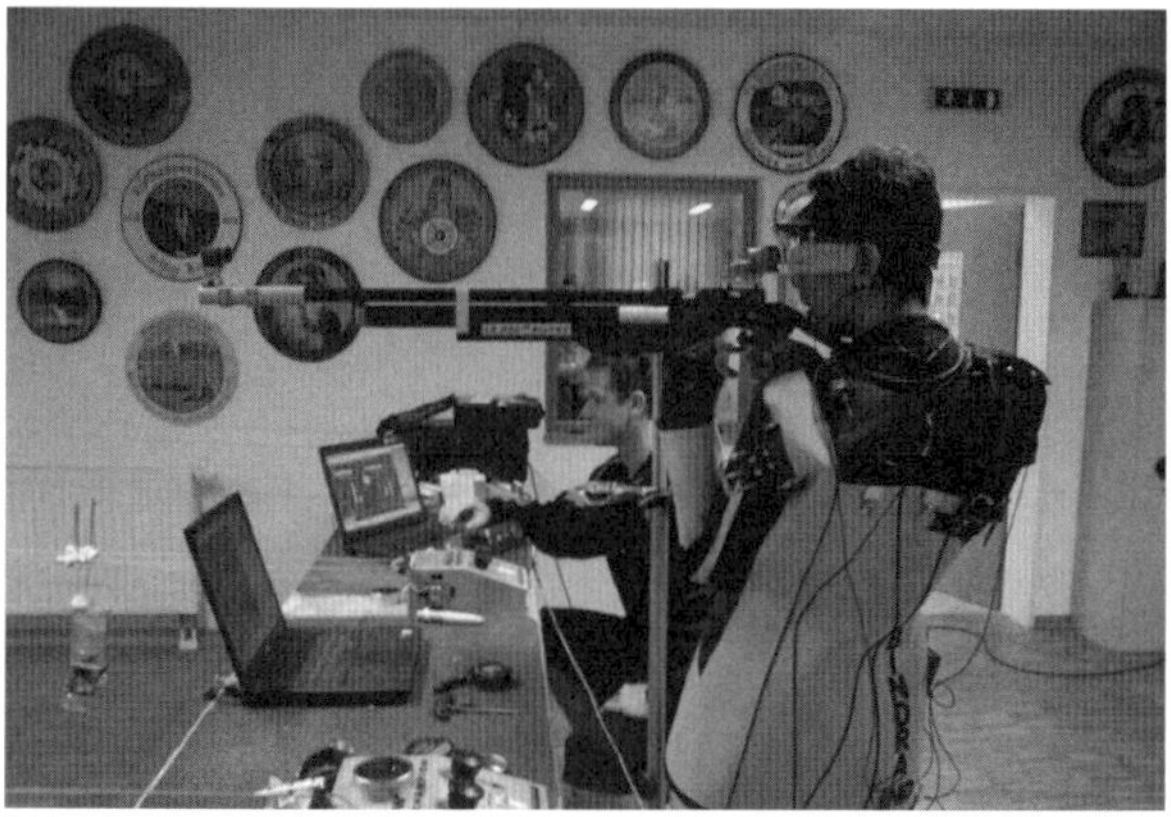

写真提供：Timothy Harkness博士

ある程度、把握可能になってくるところです。

最終的には選手自身が自らその精神生理状態を感覚的につくり出し、その瞬間を見計らってアクションを起こせるようにします。

精神的スポーツに必要とされる基本的な精神生理学的要素

・呼吸と心拍の制御
・過度な筋緊張の抑制
・ショット時の交感神経と副交感神経間のゆらぎの抑制、雑念の抑制
・最適なタイミングでのショットのための鋭い集中と適切な反応

サッカー

ニューロフィードバックをスポーツ分野で一躍有名にさせたのは、実はあのイタリアの名門プロサッカーチーム**ACミラン**なのです。ACミランには**マインドルーム**と呼ばれる特別な脳トレルームが存在し、選手たちはそこでニューロフィードバックを行っているとされています。

一説には、選手たちは、過去の自分たちの最悪なプレー映像を眺め、その状態でも興奮せず、リラックス状態を維持できるようにするトレーニングを積んでいるそうです。

また、筋肉の状態をチェックする筋電図を定期的に腰などに取りつけ、ケガの兆候がないかどうかを事前に観察することで、日々の選手たちの疲労やパフォーマンスを科学的にコントロールしているそうです。

競技におけるニューロフィードバックの活用事例を少しご紹介しましたが、とにかく海外では、研究分野だけでなく、臨床分野においてトライ&エラーの精神で日々ニユーロフィードバックは進化し続けています。

そして、ベーシックなプログラムのみならず、実際の競技に即したシチュエーションの中でニューロフィードバックが行われています。

やはり、実際の競技におけるパフォーマンス発揮には、安静状態で行うトレーニングだけでは不十分で、実践を想定したトレーニングは必要不可欠と考えられているのですね。

また、近年の流行りとしまして、ヨガやマインドフルネスなどの伝統的なトレーニングと、こうした最新鋭のトレーニングを組み合わせた**ハイブリッド・スタイル**のメンタルトレーニングが主流を占めつつあります。

伝統的なもの、最新鋭のもの、それぞれ一長一短あります。

お互い補完し合う形でその穴を埋めるのが、最高のトレーニング形態といえるのかもしれません。

第5章

ストレスを与えて
さらに「最強のメンタル」
に近づく!

Approaching Closer to the Strongest Mentality by Exerting Stress

安静空間でのマインドフルネスだけでは役に立たない

第1章で少し触れましたが、「ここ一番」は、最高にストレスフルな状況です。当然それは、ヨガスタジオや禅寺、自宅などのホッとした癒やしの空間ではありません。

基礎トレーニングとして、こうした安静空間でのトレーニングは必要です。しかし、そこで培った効果を実践で生かすとなると、そのままではうまくいきません。

空手で例えるなら、①一人での**型稽古**から始まり、②道場内での**組手**、③**試合**へと、そこに至るまでどんどんストレスレベルが上がっているのです。

安静空間でのマインドフルネストレーニングは、①に該当します。

これでは、実際のコンペはおろか社内などのプレゼンさえもうまくいきません。つまり、基礎トレーニングとしてマインドフルネスなどのメンタルトレーニングをしたならば、それを実践に向けてアップデートする必要があるのです。

アスリートが筋力トレーニングで筋肉量を増やしたならば、実際にその身体を試合で使いこなせるように仕上げていきます。この作業を行わないと、それはいわば普段は軽自動車に乗っていて、突然スポーツタイプの車に乗り換えるようなものです。

馬力や排気量が大きく異なりますから、なかなか同じように乗り回せないはずです。

つまり、肉体改造の世界では当たり前に行われている適応トレーニングが、メンタルの分野ではほとんど行われていないのです。

冷静に考えてみれば、非常におかしな話です。

本番では、普段できることができなくなってしまいます。その大きな原因は、ストレスやプレッシャーなのです。

では、どうすれば良いのでしょうか？

最も効果的なのは「毒を以《もっ》て毒を制す！」です。

人間には**ホメオスタシス**（恒常性）と呼ばれる、環境に適応しようとする自動制御機能が備わっています。つまり、ストレスがかかれば、そのストレスに負けまいと生体は適応しようとします。

これは、筋力トレーニングを想像すれば、容易に理解できると思います。バーベルの重量を50kg、55kg、60kgと上げていけば、筋肉がそれに適応するように肥大していきます。

ただし、50kgからいきなり100kgは持ち上げられません。

それはメンタルも同じで、突発的にたくさんのストレスが襲いかかってくれば、メンタルはその環境に適応できず、へこんだ心が復元できなくなってしまいます。ですので、今の自分のレベルに合った適度なストレス負荷が望まれるのです。

ストレスが人を強くする!

代々、ヨガ行者たちの修行場所はヒマラヤ山中です。

時代的にも、道場やスタジオなどはありませんでした。

ヒマラヤ山中は昼と夜の寒暖差が激しい環境ですが、ヨガ行者たちはほとんど裸同然でヨガを行っていました。しかも、明日の食料にありつけるかどうかもわかりません。

酸素も薄く、一般の方がそこでヨガをすれば、頭痛の症状が出て来てヨガどころではなくなるでしょう。**つまり、本来の伝統的なヨガは、こうしたストレス環境下で育まれてきたものであり、それはスタジオ内で形として同じことを行ったとしても得られる効果は異なるのです。**

「暑い、寒い…、お腹が減った…、喉が渇いた…、はたまた生きるか死ぬか…」という状況下で「今」に集中するのと、スタジオ内で「今」に集中するのとでは、格段にストレスレベルが異なるのです。

ストレスの形は違えど、ビジネスや競技の現場もヒマラヤ山中と同じストレス環境なのです。つまり、ストレス環境に適応するには、ストレスをかけた状態でのメンタルトレーニングが必要なのです。

生涯負けなしだったとされるかの宮本武蔵は、13歳ではじめての斬り合いを経験してから29歳に至るまで60余度の実戦を繰り返してきたと『五輪書《ごりんのしょ》』に書いています。

これほどまでに実戦経験のある武道家は、あとにも先にも武蔵以外にはいないでしょう。

それは、武蔵が自身の精神を最高レベルにまで高めるには、道場稽古だけでは足りず、実戦というストレス環境下でしか到達できないということを人一倍認識していたからだと考えられます。

2種類のストレスで肉体と精神を強くする

それでは、一体どのようなストレスをかければ、肉体と精神は強くなるのでしょうか?

第1章でお伝えしましたように、この本のテーマである「最強のメンタル」とは、いかなる状況下でも一定のパフォーマンスを出し続けることができるメンタルのことです。

それは、自分の持てる能力を、①限られた時間、②タフな環境の中で最大限に引き出す能力のことです。

①は俗に頑張る系ストレスと呼ばれ、②は我慢系ストレスと呼ばれたりします。[*01]

精神的なストレス「頑張る系ストレス」

頑張る系ストレスは、いわゆるタイムプレッシャーで、ビジネスパーソンであれば書類などの締め切り、アスリートであれば試合における制限時間、受験生であれば試験の制限時間などにあたります。

制限時間が設けられると、いつもは解ける問題がまったく解けなくなってしまった体験をされた方も多いと思います。

元々、日が昇っては沈むというサイクルの中で生きてきた我々人間は、急速に発展した文明によって、動物としての機能だけが進化できずに置いてけぼりにされている状態なのです。

つまり、時間に対するプレッシャーにはあまり強くできていないのです。

ですので、シリコンバレーで分刻みのスケジュールに追われる多くのビジネスパーソンたちは心身を病み、その回復手段としてマインドフルネスを行っているのです。

こうしたタイムプレッシャーの中で高いパフォーマンスを遂行しないといけないストレス状況が頑張る系ストレスの特徴です。

ビリヤード選手と「頑張る系ストレス」

以前、ビリヤードのトッププロ選手の競技中の脳波と自律神経の状態を計測する機会がありました。ビリヤード検定で採用されているトライアルを10課題行ってもらい、成功するまで次の課題に進めないという条件で、1回目は制限時間なしでのびのびと行ってもらい、2回目は4分30秒以内にクリアするという頑張る系ストレスをかけて行ってもらいました。

その結果、タイムプレッシャーなしの時と比べ、ありの場合、緊張や興奮と関連するハイベータ波（23～36Hz）の値が格段に高まりました。

この選手の場合は、ストレス時に覚醒が高まるタイプということになります。つまり、「ここ一番」では、覚醒を下げる自己コントロール法で、ほどよいリラックス&集中状態がつくれるということです（脳波に関する詳細は、50ページの「脳波とパフォーマンスの関係」をご参照ください)。

タイムプレッシャーがかかった状態でのトライアルでは、トライアルの前に、①立位安静(自己コントロールなし)を2分間、②マインドフルネスを5分間、③呼吸法を5分間をそれぞれ実施し、ストレス状態における自己コントロールによる脳波とパフォーマンスへの効果を検討しました。

その結果が、次ページの図表です。

この時、10個のトライアル課題は慣れの問題を防ぐために同じレベルのものを選び、その都度、課題内容を変更して行いました。

①の立位安静の場合は、安静時のハイベータ波の値は低いにもかかわらず、トライアルの開始と共にグングンその値は増加していきました。さらに、制限時間内に課題を終えることができませんでした。

②のマインドフルネスを行った場合、「眠気がする」とのことで、実際にマインドフルネスの直前直後でハイベータ波の値が低下しています。トライアルの方も制限時

トライアル前後のハイベータ波の推移

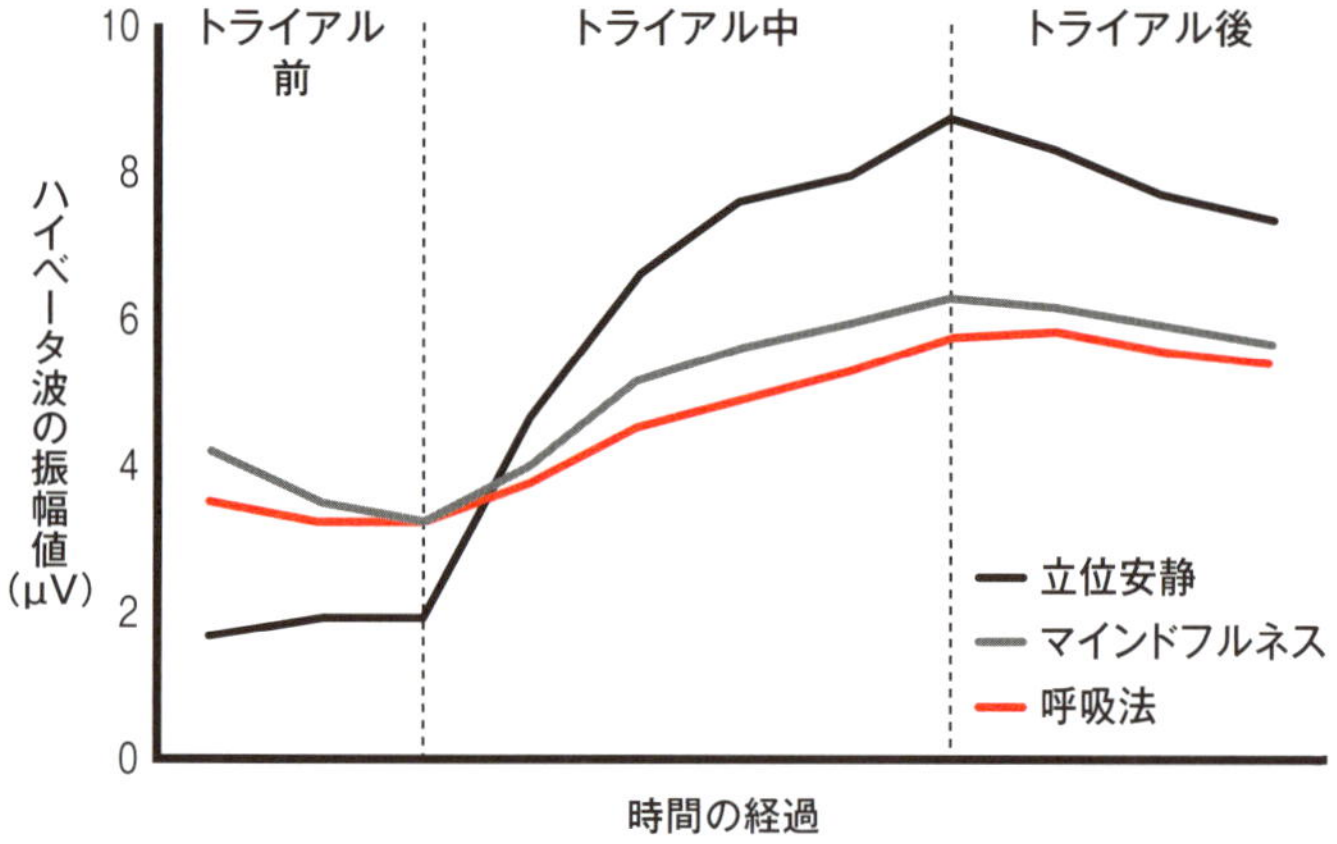

間内にあと一歩のところでクリアできませんでした。リラックスし過ぎても、パフォーマンスは上がらないということですね。

しかし、自己コントロールを行わなかった場合と異なり、トライアル中のハイベータ波の値が低く抑えられています。

次に③の5〜6秒で吸って5〜6秒で吐く呼吸法を行った場合、「ちょうど良い気分」とのことで、実際、マインドフルネス時ほど直前直後でハイベータ波の値は変わりませんでした。

この呼吸法は自律神経バランスを整えるものであり、単に覚醒レベルを下げるリラクセーション用の呼吸法とは異なるということが確認できます。

実際のトライアルの結果は、残り30秒を残して余裕のクリアでした。

今回のトライアル中の脳波の変化は、事前に行ったストレスプロファイルの結果から、ある程度予想がついていましたが、ここまで予想と類似した結果になったことに驚きつつ、ストレスプロファイルの有効性を改めて確認する機会となりました。


事前にストレスプロファイルによる脳波や自律神経分析を行うことで、試合当日の心身状態はある程度予測することができ、また、それに向けた戦略が組めることは大きな武器となることは間違いないでしょう。

さらに今回、トライアルの前にわずか5分程度、自己コントロールを行うだけで、プレー中のハイベータ波を低く抑えてくれる効果が確認できました。それに伴い実際のパフォーマンスも向上しました。

結果的に自己コントロールの実施とトライアルによるプレッシャーにより、リラックスと集中のバランスが取れた中覚醒状態が生み出され、その結果、パフォーマンスが向上する形となりました。

繰り返しになりますが、こうした自己コントロール法は、自分の脳のタイプに合った最適なものが選択される必要があります。

肉体的なストレス「我慢系ストレス」

頑張る系ストレスに対し我慢系ストレスは、ヨガ行者でいえばヒマラヤ山中の気温の寒暖差、酸素の薄さ、飢えや渇き、アスリートであれば、体調不良の中で大事な試合が重なった状況、ビジネスパーソンであれば、連日の長時間勤務による心身疲労の中で仕事をこなさなければいけない状況、受験生であれば、寒い試験会場でさらにイスが硬いなどの悪環境の中で試験を受けなければいけない状況です。

こうした、肉体的にタフな状況で高いパフォーマンスを要求されるストレス状況が我慢系ストレスの特徴です。

現代では、狩りをしていた時代とは異なり、何日間も食事にありつけないという状況はほとんどありませんし、空調設備の整備により、室内にいれば外気温の影響もほとんど受けません。

我々人間は、利便性を追求してきた結果、ストレスフリーで快適な環境を手に入れることができました。しかし、その代わりとして、野生動物のような環境に対する適応能力を失ってしまいました。

つまり、ストレスフルな現代社会において、ストレスを軽減させるリラクセーションは必要不可欠ですが、それだけでは単なる水際作戦になってしまい、追いつかない時代となってしまったのです。

リラクセーションを取り入れながら、ストレス環境にも適応させていくプロセス、トレーニングが別途必要なのです。

日本とは大会の運営状況が異なる海外を転戦するアスリートであれば、試合開始時間が延びたりするトラブルもしばしばだと聞きます。常に高い結果を出し、オリンピックでも連覇をするようなトップアスリートたちは、とにかくタフなのです。

これは第2章でお伝えしたように、セロトニン運搬遺伝子などの先天的要素による影響もありますが、一方で、人間には環境に適応しようとするホメオスタシスもあります。

ストレス環境に対する適応能力を鍛え、野生動物のようなタフさを取り戻しましょう！

アスリートVSヨガ行者

アスリートとヨガ行者では、どちらがタフなのでしょうか？

アスリートは屈強で、ヨガ行者はかなりの細身です。見たままのイメージで捉えれば、アスリートの方に軍配が上がるでしょう。

これは、「タフさ＝体力」という一般的なイメージがついて回るからだと思います。

通常、「体力」といえば、パワー、スピード、スタミナなどを思い浮かべるかもしれません。

しかし、それは「体力」の一部でしかありません。

例えば、アスリートが、着の身着のままヒマラヤ山中で過ごすとなれば、果たして健康を維持できるでしょうか？

答えは「ノー」です。

アスリートですから、いわゆる「体力」は人並み外れているはずです。しかし、その鍛えられたアスリートの「体力」は部分的には人並み外れていますが、多くの部分において、実は一般の人と変わらないのです。

次ページの「体力」の概略図をご覧ください。

実は、「体力」は、大きく**身体的要素**と**精神的要素**に分けられ、さらにそこから**行動体力**と**防衛体力**にそれぞれ分けられるのです。つまり、アスリートが過酷なトレーニングで鍛えている主な要素は、身体的要素の中の行動体力なのです。

それに対し、防衛体力は、簡単なところでいえば、ウィルスに対する抵抗力みたいなものです。アスリートが一般の人よりも風邪をひきにくいかといえば、そうでもないのです。

逆に普段、過酷なトレーニングに明け暮れていますから、抵抗力が低下し、病気にかかりやすかったりします。これら温度調節や飢え、渇きに対する抵抗力である防衛

「体力」の概略図

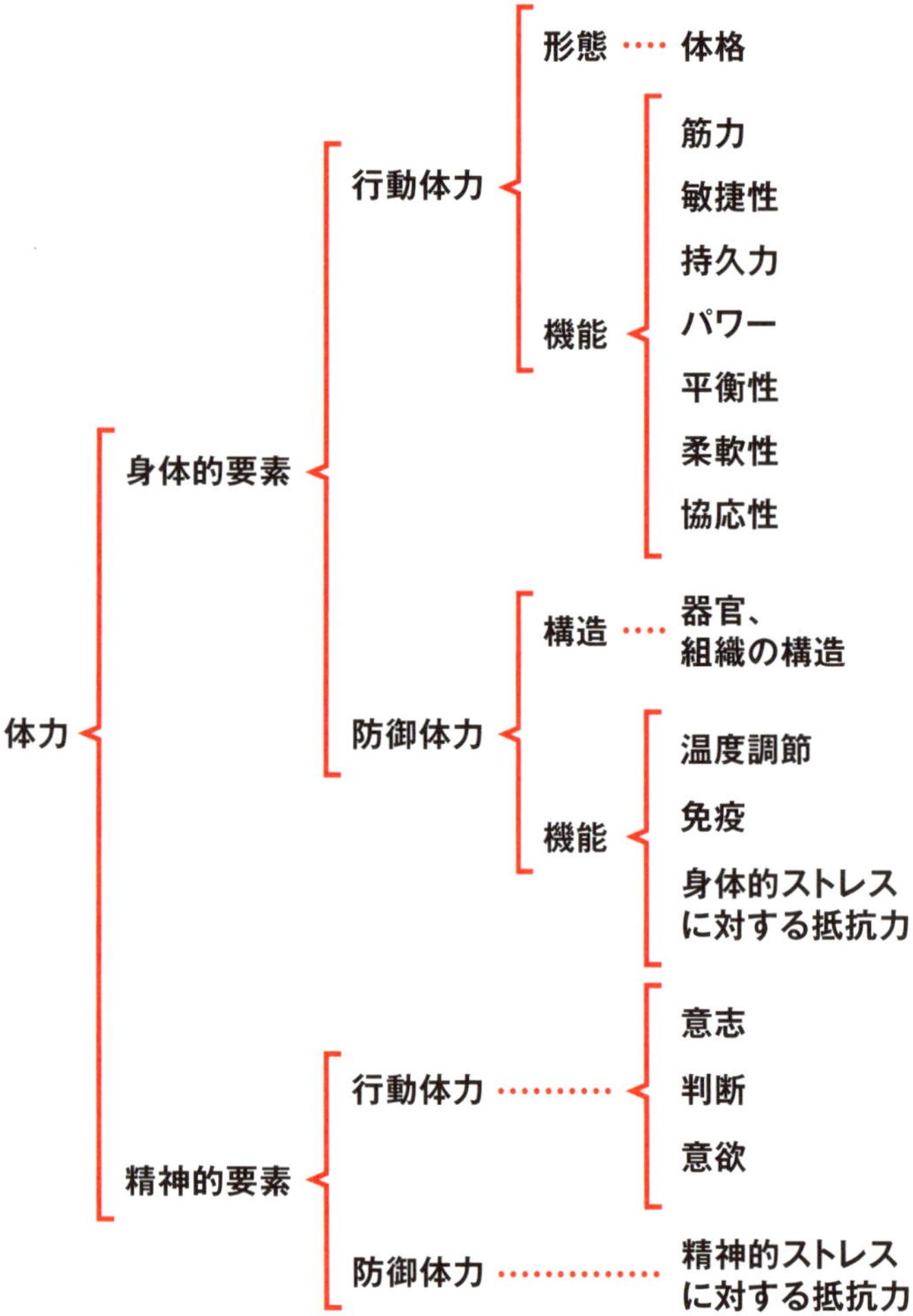

『運動生理学入門』猪飼道夫（杏林書院）より著者作成

体力が圧倒的に強いのは、実は、ヒマラヤ山中のヨガ行者なのです。

実際、ヨガ行者たちは、ろくに物も食べず、ほとんど裸の状態で寝て、雪山を何千キロと移動しますが、いたって健康体です。根本的な生命力の差、タフさの違いを感じさせられます。

筋力トレーニングは、身体的要素の行動体力を鍛えるのには最高のツールですが、それ以外の「体力」要素を高めるには不十分なのです。

より根本的に人間を見つめ直し、人間自身を鍛え、野生の本能を取り戻すトレーニングが必要なのです。

タイムプレッシャーの中で「今」に集中する

頑張る系ストレスのトレーニングでは、制限時間内に課題のクリアを目指しつつ「今」に集中することが求められます。制限時間という未来に意識が向かいがちな状況において、いかに「今」に集中することができるかがカギとなります。

交感神経が活性化した状態で課題の遂行を目指すことで、**交感神経系ストレス**に強くなります。

それでは、頑張る系ストレスに対するトレーニングをご紹介します。具体的には、タイムプレッシャーを与え、その状況で冷静に高いパフォーマンスを発揮することを目指します。

これは例えば、「いつまでにこの仕事を終える」などのタスクを自分自身に与え、その時間内にクリアすることです。制限時間を設定すると、人は自然と締め切り時刻に合わせるようにその作業を終わらせようと調整します。

つまり、2時間以内に終わらせようと考えれば、2時間かけてその作業を完了しようとし、同じ作業量であっても1時間以内に終わらせようと思えば、1時間かけて完了しようとするのです。

これは、ビジネスやコーチング分野でもよく耳にする**パーキンソンの法則**と呼ばれるものです。現在、長時間労働が問題となり、都庁でも「20時完全退庁」とのスローガンが掲げられていますが、そう宣言した方が、その時間内に仕事をこなすことになり、結果、生産性が上がると考えているのですね。

こうした人の行動特性と直接結びつくかどうかはわかりませんが、近年の研究により、私たちの身体の中には、体内時計とは異なる**タイマー時計**と呼ばれるものが存在していることが明らかになりつつあります。

「明日6時に起きなくては!」と思って眠れば、覚醒に関わるホルモンである**ACTH**(副腎《ふくじん》皮質《ひしつ》刺激ホルモン)が、その時刻に合わせて分泌され始めるのだそうです[*02]。

つまり、普段9時に起きている人であれば、いつもの分泌のタイミングよりも早い段階でACTHの分泌の増加が確認されたのです。実際、次の日に大事な用事があり、「明日起きられるかな?」と心配しながらも、予定の時刻よりも早くに目覚めた経験はないでしょうか?

いずれにしましても、人の習性上、一度、制限時間を設定したならば、いったんそのことは忘れ、あとは目の前のタスクにただ没頭することです。第3章でもお伝えしたように、制限時間を設けたことにより「結果」に過剰な意識が向かってしまっては、扁桃体の活性によるストレス反応が起きてしまいます。

これでは、制限時間内に仕事は終えたとしても、心身共に疲弊してしまいます。
1日だけならまだしも、そのような日が続けばストレスとなり、やがて、うつ病を発症してしまうリスクを含んでいるといえます。

繰り返しになりますが、重要なことは、制限時間を設定したなら、いったんそのことは忘れ去り、目の前のタスクに没頭することです。

そして、次に重要なことは、タスクを行っている間は、常に呼吸の乱れや、眉間、肩の緊張に意識を配り、緊張を感じたならば、すぐに緩め、再度タスクに没頭することです。

マインドフルネスは気づきという意味であり、自分自身の心身の変化に気づくことが大事なのです。たとえ、制限時間が気になり、焦りだして力みが出てきても、それらの感情に振り回されることなく、再度タスクに没頭するようにしてください。

はじめは、なかなかうまくいかないと思いますが、人間にはストレスに適応しようとする本能が備わっています。このトレーニングの繰り返しにより、次第に「今」に没頭できるようになっていきます。

そして、忘れてはならないのが、日常的なマインドフルネスのトレーニングです。ストレス状況下でのマインドフルネスは、いかに普段から「今」に没頭するための脳づくりができているかが重要になってきます。ぜひとも、安静状態でのマインドフルネスと、ストレス下でのマインドフルネスのトレーニングを1つのセットとして取り組んでみてください。

タイムプレッシャーという頑張る系ストレスを味方につけることができれば、仕事の質と量は格段に上がっていくことでしょう。

これは、「最強のメンタル」のコンセプトである、いかなる状況でも一定のパフォーマンスを発揮するという能力でもあります。

本格的な頑張る系ストレスのトレーニングを行う場合は、身体に生体計測機器を取りつけ、実際に心身の状態を可視化しながら、様々なタスクを制限時間内に行います。

具体的には、94ページで紹介した豆を使った精神課題や、テトリスなどのゲームを行いながら、発汗や心拍、筋緊張などの生理状態が適正範囲から外れないように注意します。例えば、発汗量が基準値を超えると音が鳴るように設定し、音が鳴らないようになるべく多くの豆を制限時間内に隣の皿に移すように努めます。

段階的に制限時間を縮めたり、より多くの豆を移すように指示したりすることで、ストレスレベルを上げていきます。ストレスが加わることで、いかに「今」に集中することが困難なことか、ということに気づかされるでしょう。

しかし、これが実際の競技現場やビジネス現場なのです。

ただ、段階的に適度なストレス負荷を与えていくことで、次第にこうした状況でも「今」に集中できるようになっていきます。

これがストレスに対する適応現象なのです。

肉体的苦痛の中で「今」に集中する

我慢系ストレスのトレーニングでは、肉体的苦痛に耐えながらも「今」に集中することが求められます。「きつい！つらい！」という雑念を放っておいていかに「今」

に集中できるかがカギとなります。

回避できない困難な状況に耐えることで、落ち込みや不安といった「心理的ストレス」に強くなります。

アスリートには、度々こうした状況が訪れます。

例えば、スタミナがロスして、「もう止めたい…あきらめようか…」という思考が頭に浮かんできた時などです。人間の身体は肉体への負担を考慮して、実際の肉体的な限界より手前でそのシグナルを脳に伝えるといわれています。

つまり、肉体より心の方が先に折れてしまうというわけなのです。

そのリミッターを外して、限界を突破するために、筋トレ時にパーソナルトレーナーをつける方が多いのです。

アスリートのみならず、ビジネスパーソンにとってもタフさは必要不可欠です。

目標達成能力が高いビジネスパーソンとそうでないビジネスパーソンの決定的な違いは、間違いなく「あきらめない心」「やり抜く力」の強さの差ではないでしょうか?

我慢系ストレスのイメージ

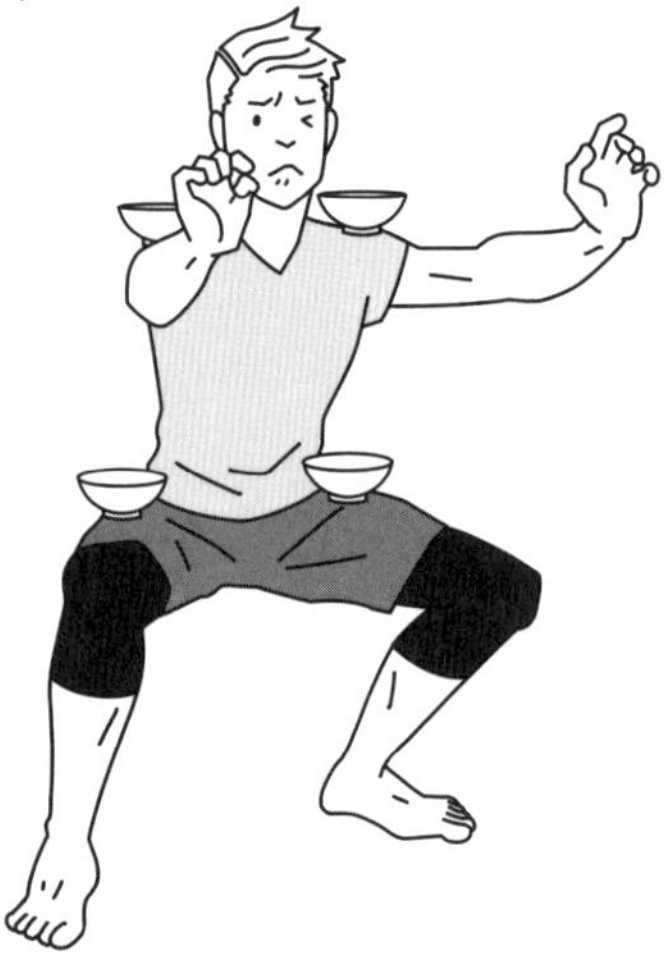

こうしたタフさは、安静空間でのトレーニングでは得られない能力なのです。

やはり、実戦現場同様、タフな状況下でのトレーニングが必要になってきます。

我慢系ストレストレーニングは、ストレスに耐えながら「今」に集中するトレーニングです。負荷をかけるストレス刺激には様々なものがありますが、ここでは特別な機器や場所を必要としない自宅などで取り組めるトレーニングをご紹介します。

具体的には、肉体的にハードな状況をつくり、「きつい！つらい！」という雑念を放っておいてマインドフルネスな状態を維持するトレーニングです。

これには肉体的にハードなポーズが数多く存在し、なおかつ心身の変化を客観視しながら行うヨガがお勧めです。ここでは、伝統的なヨガの中でもハードな**クンダリーニヨガ**のテクニックをご紹介します。

ヨガ未経験者や初心者の方は、「肉体的な変化」を感じながら「今」に集中し、ヨガ経験者の方は、肉体の内側にある「気」の活性化や流れを感じながら「今」に集中してください。

さらにトレーニングが進めば、瞑想中の「心の意識の変化」を感じながら「今」に集中するというように、伝統的ヨガでは、肉体から気、意識へと段階的に集中する対象の繊細さが増していきます。

肉体と精神に適応させるためにも週に2〜3回行うことをお勧めします。

その際、筋肉の休息期間として、1日か2日空けて行います。

時間がない場合は、最重要エクササイズである162ページの「ヨガ式コアトレーニング」のみを行うようにしてください。

ここで、いくつかの用語をまとめてご説明します。

【ヨガの基本用語説明】

クンダリーニヨガ

尾てい骨に眠る潜在的エネルギー「クンダリーニ」を活性化し、脳へと上昇させ、潜在能力の開発を目指すもので、古来より「伝説のヨガ」と称されてきたヨガの流派。ヨギ・バジャン師（1929〜2004年）により世界に広められる。

クンダリーニ

ヨガの哲学では、「クンダリーニ」は人間の根源的なエネルギーとされ、クンダリーニによって人間の生命活動は維持されていると考えられている。また背骨を通じて脳までそのエネルギーが達することで、潜在能力が引き出されると言い伝えられている。

チャクラ

肉体と精神を結ぶエネルギーセンター。人体には正中線上に7つ存在するといわれ、それぞれ肉体と精神に大きな影響を与えていると考えられている。「クンダリーニ」が上昇することで各チャクラが活性化し、心身の潜在能力が高まると言い伝えられている。

臍下丹田

すべての気の出発点。7万2000あるといわれる**気道**（ナーディ）が交流する場所。クンダリーニの住処《すみか》。「臍下丹田」は、古来より日本では特に重要視されてきた気の源で、おへそから尾てい骨の間（へそ下約5センチ）に存在すると言い伝えられている。

我慢系ストレストレーニングの実技

【呼吸法の基本姿勢】

左足のかかとを会陰《えいん》(肛門と生殖器の間)にあて、右足は左足のふくらはぎの上に乗せます。背筋を正し、顔を正面に向け、肩や顔はリラックスさせます。

目を閉じた状態で両目を軽く寄せて上に向け、眉間を見つめるようにします。

呼吸法中は、臍下丹田に意識を向けます。

また、ヨガでは特別な指示がない限り呼吸はすべて鼻で行います。

【呼吸法】

まずは、基本の呼吸法をご紹介します。

呼吸法の基本姿勢

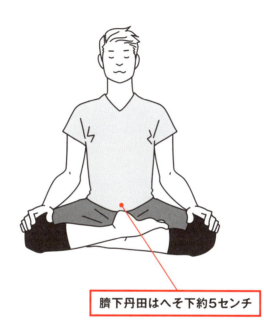

Point

・左足のかかとを会陰にあて、右足は左足のふくらはぎの上に乗せる。
・背筋を正し、顔を正面に向け、肩や顔はリラックス。
・目を閉じた状態で両目を軽く寄せて上に向け、眉間を見つめる。
・呼吸法中は「臍下丹田」に意識を向ける。

緊張状態のように、肉体的にタフな状況をつくり出すために、**火の呼吸**と呼ばれる激しい呼吸法を行いますが、難しいと思われる方はあとで解説する**ロングディープブリージング**を行うようにしてください。

呼吸法の基本姿勢でこれらの呼吸法が楽に行えるようになれば、162ページの「ヨガ式コアトレーニング」のポーズを保った状態で行うようにします。

【火の呼吸】

火の呼吸は、1秒間に2、3回のペースで行う非常にパワフルな呼吸法で、臍下丹田のエネルギーを強烈に高めるクンダリーニヨガの根幹をなす呼吸法です。座った姿勢から練習し、慣れれば様々なポーズと組み合わせて行います。

やり方

呼吸法の基本姿勢で座り、目を閉じ、臍下丹田に意識を集中します。

息を吐く時に臍下丹田を強く引き、吸う時は臍下丹田を緩めて自然に息が入ってくるようにします。

吸う時に腹筋を緩めることがポイントです。緊張と弛緩のリズムが大事です。

1秒間に2、3回のペースで呼吸し、呼吸はすべて鼻で行います。3分間楽にできるように練習します。

火の呼吸の注意点

力強く息を吐いて臍下丹田を刺激するのがこの呼吸法の本来の目的ですので、スピードにとらわれ、浅い呼吸にならないように注意してください。速さよりも強さを重視し、慣れるに従い、徐々にペースを速くしていきます。

その他の注意事項は以下になります。

・なるべく空腹時に行い、食後であれば最低2時間は空けてください。
・飲酒後や発熱がある場合、妊娠中、高血圧の方は行わないでください。
・呼吸法中に手足がしびれたり、頭がボーッとする場合は、酸欠の兆候ですので呼吸法を中止し、安静に努めてください。

【ロングディープブリージング】

呼吸法の基本姿勢で座り、目を閉じ、臍下丹田に意識を集中します。

これは別名、**完全呼吸**や**ヨギックブリージング**と呼ばれ、お腹と胸に、めいっぱい空気中の気（プラーナ）を取り込む、吸う吐くが１：１の呼吸法です。

通常の腹式呼吸と異なり、プラーナと呼ばれる空気中の気を全身に取り込むことで、心身をパワーアップさせるというヨガの経験則に基づいた呼吸法です。

やり方

５〜６秒かけて、お腹と胸に息をめいっぱい吸い込み、５〜６秒かけて、胸とお腹からしっかり息を吐きます。吸う時はお腹から胸、吐く時は胸からお腹の順になります。

また、呼吸はすべて鼻で行います。肩や胸など上半身に余分な力が入らないように気をつけます。

お腹と胸をそれぞれ独立して使えるまで練習してみてください。はじめのうちは、お腹と胸が一緒に動いてしまうと思いますが、次第に独立して動かせるようになります。5分間できるように練習します。

【ヨガ式プッシュアップ】

このエクササイズは、クンダリーニヨガの代表的なウォームアップの1つで、上半身を強化し、血液循環を高めます。

やり方

①両手、両足をそれぞれ肩幅に開き、手のひらとかかとを床につけ、腰を頂点とするトライアングルポーズをつくります。

このエクササイズを行っている間、両手両足の位置は常に一定に保ちます。

動作中は、鼻の先端を見つめ、トライアングルポーズの時だけおへそを見つめる

❸ 息を吸いながら、変形コブラのポーズになり息を吐く

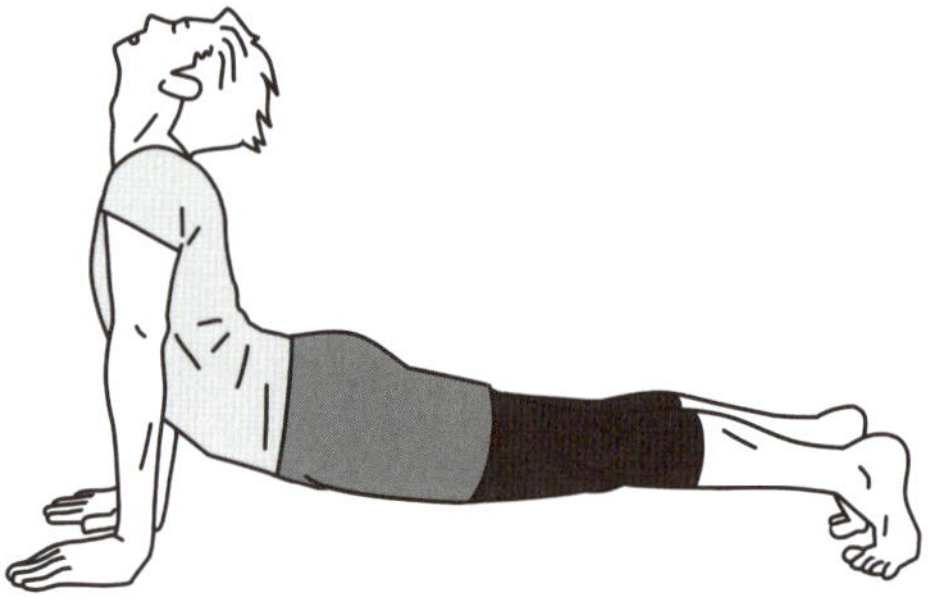

Point

・息を吸いながら腰を反らし、変形コブラのポーズになり息を吐く。
・両腕、両足をまっすぐに保ち、太ももは床から浮かす。

❹ 息を吸いながら
トライアングルポーズになり、
息を吐きながら
かかとを床につける

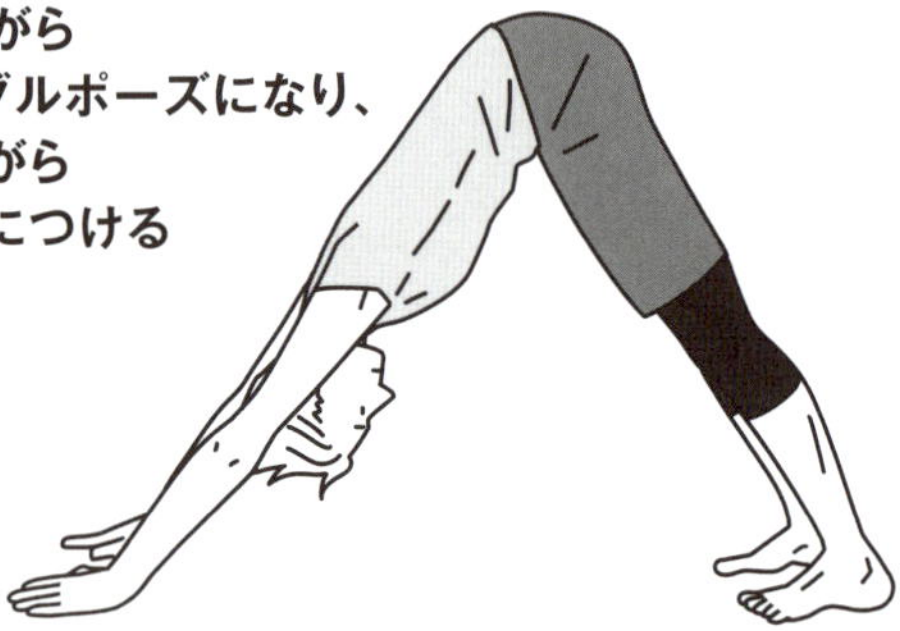

Point

・息を吸いながら腰を上げ、トライアングルポーズに移行し、息を吐きながらかかとを床につける。

上半身が強化され、血液循環が高まる「ヨガ式プッシュアップ」

❶ 両手、両足、腰の3点で、トライアングルポーズをつくる

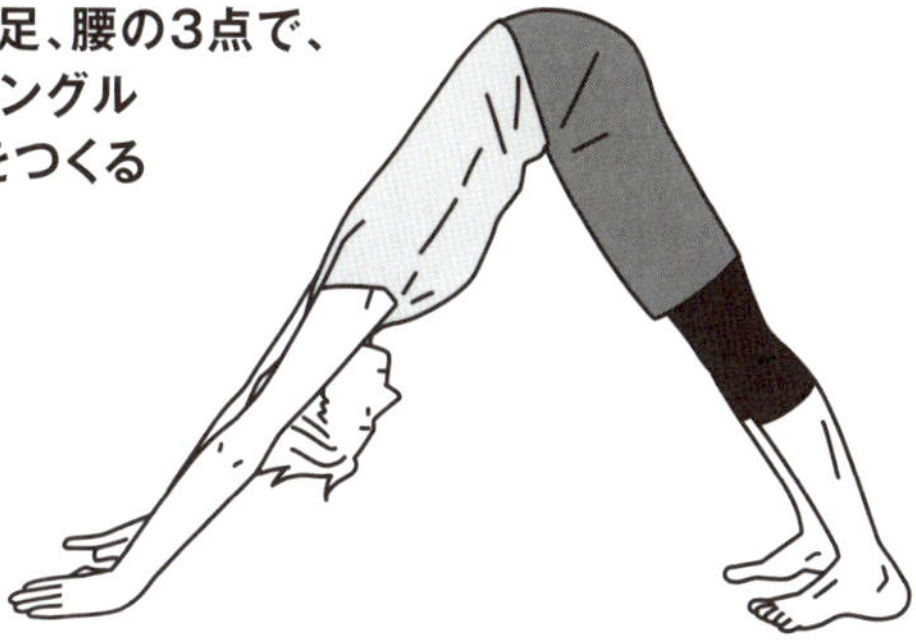

Point

・両手、両足をそれぞれ肩幅に開き、手のひらとかかとを床につける。
・動作中は、鼻の先端を見つめ、トライアングルポーズの時だけおへそを見つめるようにする。

❷ 息を吸いながら肘だけを後方に曲げ、息を吐いて、あごを床に近づける

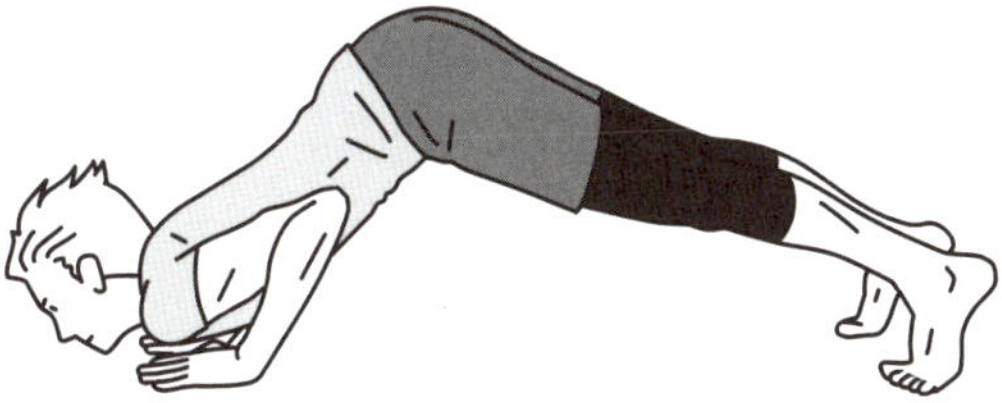

Point

・トライアングルポーズを維持したまま、肘だけを後方に曲げる。
・動作の始動と共に息を吸い、動作の完了と共に息を吐くイメージ。

ようにします。

②トライアングルポーズを維持したまま、息を吸いながら肘だけを後方に曲げ、息を吐いて、あごを床に近づけます。動作の始動と共に息を吸い、動作の完了と共に息を吐くイメージです。

③息を吸いながら腰を反らし、変形コブラのポーズになり、息を吐きます。両腕、両足をまっすぐに保ち、太ももは床から浮かします。

④息を吸いながら腰を上げ、トライアングルポーズに移行し、息を吐きながらかかとを床につけます。すべての動作は腕よりも骨盤をうまく使って、流れるように行います。

①〜④の動作を1セット26回を上限とし、体力に応じて1〜4セット繰り返します。セットの間に1〜2分間仰向けの姿勢（**シャヴァアーサナ**）を挟みます。

シャヴァアーサナとは、主にヨガのポーズの後に行われるリラックス姿勢のことです。やり方は、仰向けの姿勢になり、目を閉じ、自然呼吸にし、身体の力を抜きます。両足は肩幅よりやや広めに開き、両腕は両足に合わせるように開いて手のひらは上に向けます。

この状態で、直前に行ったポーズによる心身の変化を感じながら「今」に集中します。

集中するポイント

初心者

エクササイズを行いながら、「きつい!つらい!」という雑念を放っておいて、腕のパンプアップを感じながら「今」に集中します。1セット終えるごとに、シャヴァアーサナになり、腕のパンプアップや心拍、呼吸の状態を観察し、次第に落ち着いていくのを感じます。

中上級者

エクササイズを行いながら、「きつい！つらい！」という雑念を放っておいて、全身の血液循環を感じながら「今」に集中します。1セット終えるごとに、シャヴァアーサナになり、全身の血液の流れを感じながら次第に収まっていくのを観察します。

シャヴァアーサナは筋トレにおけるインターバルのように単なるリラックスではなく、行ったエクササイズの効果を感じながら「今」に集中しているマインドフルネスな状態です。

エクササイズ中も、動きながら瞑想するかのようなイメージで行います。

【ヨガ式コアトレーニング】

このエクササイズは、クンダリーニヨガの数あるエクササイズの中で最も重要視され、臍下丹田のパワーを強烈に高めてくれる効果があると言い伝えられています。

大腰筋や**腹直筋**などの体幹部、**横隔膜**、**腹横筋**などの呼吸筋も強化されます。

体幹が強化される「ヨガ式コアトレーニング」

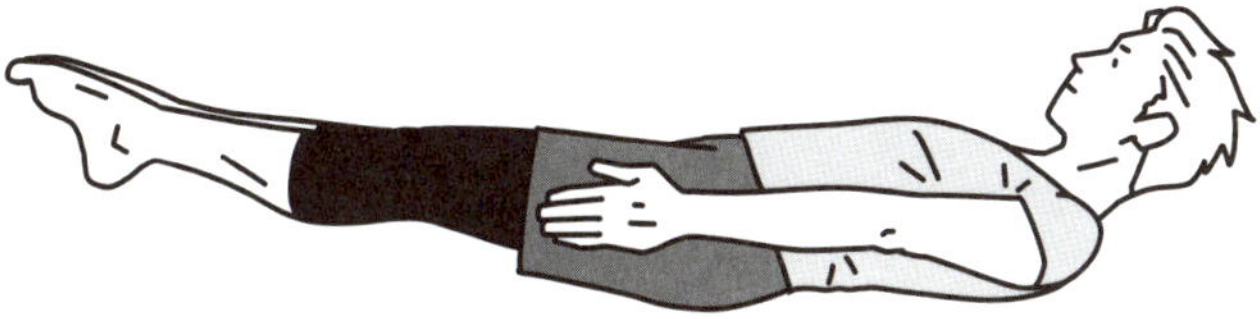

Point

・仰向けになり、上半身を軽く起こし、あごを軽く引く。
両腕を床から浮かし、両手のひらは身体に向ける。

・両足をそろえ、つま先を伸ばし、床から15センチほど上げる。

・目の高さと足の親指が同じ高さになるようにして、
視線は足の親指に向ける。

やり方

仰向けになり、上半身を軽く起こし、あごを軽く引きます。両腕を床から浮かし、両手のひらは身体に向けます（身体には触れません）。

両足をそろえ、つま先を伸ばし、床から15センチほど上げます。目の高さと足の親指が同じ高さになるようにして、視線は足の親指に向けます。

この姿勢で火の呼吸かロングディープブリージングを1～3分間行います。終わったら、1～2分間シャヴァアーサナになり、自然呼吸にし、腹筋の緊張や臍下丹田の活性化を感じ取ります。

集中するポイント

初心者

ポーズを維持しながら、「きつい！つらい！」という雑念を放っておいて、腹筋の緊張を感じながら「今」に集中します。

中上級者

ポーズを維持しながら、「きつい！つらい！」という雑念を放っておいて、臍下丹田の活性化を感じながら「今」に集中します。

呼吸も激しく肉体的にとてもハードな状態ですが、しっかりと心身の変化に意識を向けます。視線も足の親指から外さず、しっかり集中するようにします。

これにより、疲労困憊《こんぱい》の状態でも集中力をとぎらせず、目の前の行動に集中できるようになります。

【ヨガ式スクワット】

このエクササイズは、下半身を強化しつつ、そのエネルギーを脳まで運ぶと言い伝えられています。

下半身が強化される「ヨガ式スクワット」

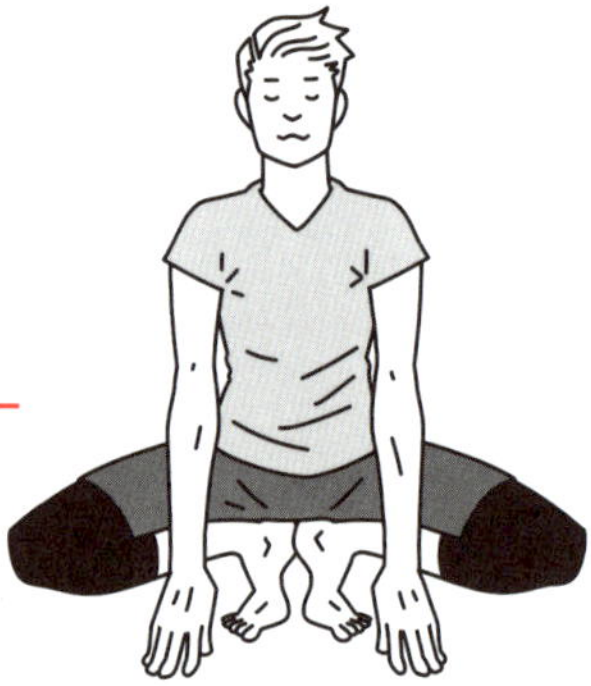

❶ 骨盤がかかとに近づくように腰を下ろし、指先を床につけ、両腕を両膝の間に収める

Point

・左右のかかとをくっつけ、床から浮かし、つま先は外側に向ける。

・両手を両足の約30センチ前方に置き、指先を床につけ、両腕が両膝の間に収まるようにする。

・目を閉じ、顔を正面に向け、上体はなるべくまっすぐに保つ。

❷ 息を吸いながら両足を伸ばしてお尻を上げ、額を両膝に近づける

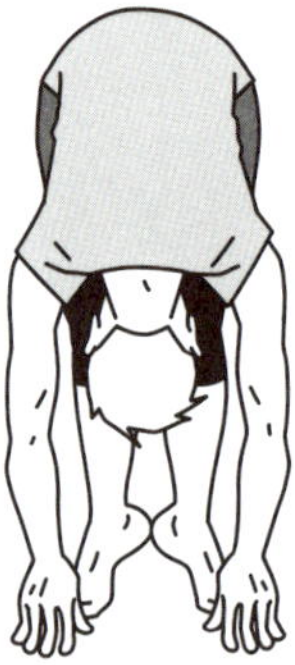

Point

・この状態から力強く息を吐きながら、身体を落下させるようなイメージで元の状態に戻す。

・かかとは常に床から浮かせておく。

・座った時に尾てい骨から上半身に向かって、エネルギーが上がっていくイメージ。

やり方

①左右のかかとをくっつけ、床から浮かし、つま先は外側に向けます。骨盤がかかとに近づくように腰を下ろします。両手を両足の約30センチ前方に置き、指先を床につけ、両腕が両膝の間に収まるようにします。

目を閉じ、顔を正面に向け、上体はなるべくまっすぐに保ちます。まずはこの状態をしっかりキープします。このエクササイズを行っている間、両手両足の位置は常に一定に保ちます。

②息を吸いながら両足を伸ばしてお尻を上げ、額が両膝に近づくようにします。この時、首の力は抜くようにします。その状態から力強く息を吐きながら、身体を落下させるようなイメージで元の状態に戻ります。

かかとは常に床から浮かせておきます。座った時に尾てい骨から上半身に向かって、エネルギーが上がっていくイメージをします。

26回からスタートし、体力に応じて、52回、108回と回数を増やしていきます。

終わったら、1~2分間シャヴァアーサナになります。

集中するポイント

初心者

エクササイズを行いながら、「きつい！つらい！」という雑念を放っておいて、足のパンプアップを感じながら「今」に集中します。終わったら、シャヴァアーサナになり、パンプアップや心拍、呼吸の状態を観察し、次第に落ち着いていくのを感じます。

中上級者

エクササイズを行いながら、「きつい！つらい！」という雑念を放っておいて、尾てい骨のエネルギーの上昇を感じながら「今」に集中します。しゃがんだ時に尾てい骨から上半身に向かってエネルギーが上がっていくイメージです。終わったら、シャヴァアーサナになり、尾てい骨から上半身へのエネルギーの流れを感じ、次第に収まっていくのを観察します。

エクササイズ中も、動きながら瞑想するかのようなイメージで行います。

ここでご紹介したエクササイズは、少しハードな内容ですので、健康に不安を抱えている方は事前に医師の診断を受けられることをお勧めします。また、体調不良時や飲酒後は行わず、食後に行う際は2時間以上空けるようにしてください。

クンダリーニヨガは、そのハードさから筋トレのごとく、肉体が鍛えられます。しかし、クンダリーニヨガの神髄は、人間の生命力、潜在能力に関わる気のエネルギーを格段に高めてくれるところにあります。

また、終章でご紹介する「ピークパフォーマンス・プログラム」と組み合わせてライフスタイルに取り入れることで、肉体と精神の両方を鍛えることができます。「体力」でいえば、身体的要素と精神的要素のパワーアップです。

朝に行う場合は、まずクンダリーニヨガを先に行い、それから「ピークパフォーマンス・プログラム」を行うようにしてください。また、朝に時間が取れない方は、夜にクンダリーニヨガと「ピークパフォーマンス・プログラム」の朝と夜のプログラムをまとめて行っても問題ありません。

クンダリーニヨガは、1000種類以上の技法で構成され、その中にはエクササイズやクリヤと呼ばれる特殊なテクニック、瞑想が含まれ、ここでご紹介したのはほんの一部に過ぎません。

しかし、その中でも、肉体と精神がバランス良く鍛えられるものを厳選しました。

特に「ヨガ式コアトレーニング」、通称「ストレッチポーズ」は、クンダリーニヨガのエクササイズの中でも最も重要視され、これ1つで臍下丹田が活性化され、それが全身に影響を及ぼします。

さらに、肉体面においても、人体における大黒柱の役割を果たしている大腰筋を含むコアの筋肉を鍛えてくれます。また、「ヨガ式コアトレーニング」のあとにヨガ式スクワットを行うことで、臍下丹田のエネルギーが脳まで上昇すると言い伝えられています。

人間がなにか行動を起こすには、エネルギーが必要です。

やり抜く強い意志はもちろんのこと、リラックスするにも実はエネルギーがいるのです。**実際、人間の睡眠時と起きている時の代謝量はほとんど変わりません。**

つまり、眠るにもそれなりにエネルギーを要するのです。

暑い日にクーラーをつければ部屋は涼しくなります。しかしその裏側、つまりクーラーの方では相当な熱エネルギーが発生しているのです。

人間の身体もこれと同じで、自分自身を癒やすにもエネルギーがいるというわけなのです。

ビジネススキルやスポーツスキルを習得することは、様々な場面においてきっと役立つことでしょう。しかし、それらはあくまでもアプリケーションソフトなのです。

それを使いこなすのは人間自身であり、人間をハードに例えるなら、人間自体を鍛え、アップデートさせていく必要があるのです。

通勤電車でマインドフルネス

せっかくですので、通勤中にできる我慢系ストレスのトレーニングを1つご紹介します。通勤電車の車内は、時に足を踏まれたり、カバンが身体にぶつかったり、混み合っていれば呼吸も満足にできない、まるでヒマラヤ山中です。

それは最高のストレス環境であり、逆にいえば、これほど我慢系ストレストレーニングに適した環境はないといえます。通勤ラッシュは、多くのビジネスパーソンがその日一番はじめに出会うストレスであり、ほぼ毎日繰り返されるという点で悩まされている方も多いと思います。

そこで、どうせならば、この状況をトレーニングの場として活用してみてはいかがでしょうか？

満員電車なら「なんて今日は素晴らしい修行環境なんだ！」と、ぜひポジティブに捉えてみてください。通勤ラッシュ時は、あらゆるストレスが混在しています。できれば、このような状況の中でも、常にマインドフルネスな状態を維持したいものです。

ストレスには二段構えで対処！

ここで効力を発揮するのがマインドフルネスの重要なキーワードである**ラベルづけ**

と、客観的に自分を見つめる客観視と呼ばれるテクニックです。通常、電車のホームで列に割り込まれたり、肩がぶつかったり、乗り降りする時に足を踏まれたりすれば、「カチン」とするはずです。

しかし、実はこの時、脳は無反応なのです。

「カチン」と感じたのは、その脳の持ち主である私たち自身であり、脳自体ではないということです。どういうことかといいますと、私たちが足を踏まれた時、「これは悪い出来事だ！」と、私たちが勝手に「悪い」というラベルをつけているのです。

そして、悪いことが目の前で繰り広げられているなら、「心身を緊張モードにしなければ！」と脳が判断し、緊張ホルモンのアドレナリンを分泌させ、その場に備えようとしているのです。

もし、仮に足を踏まれることで運気が上がるという教えを受けた民族がいたとしたなら、いかがでしょうか？

きっと足を踏まれた瞬間に飛び上がって喜び、脳は快感ホルモンのドーパミンを分泌することでしょう。

これは少しオーバーだったかもしれませんが、例えば、英語がわからない日本人アスリートがいたとします。そのアスリートが、外野から英語でヤジを浴びせられた場合、おそらくネガティブな感情にはならないと思われます。

それは、ヤジの内容が理解できず、ラベルづけが成立しないからです。

もし、これが日本語でヤジを飛ばされたら、「なんてひどいことを言うんだ！」と悪いラベルづけが行われ、結果、脳がそれに見合ったホルモンを出し始めます。**このように脳自体は、目の前で起こった現象に対してほぼ無反応であり、その脳の持ち主である私たちが「良い」か「悪い」かの評価を下して、脳がそれに見合ったホルモンを出しているだけなのです。**

つまり、なにごとも「良い」とか「悪い」とかのラベルづけをしない脳習慣が身につけば、ストレスホルモンの分泌は限りなく抑えられるのです。

それでも、もし、ラベルづけをしてしまったらどうしたら良いのでしょう？

ストレスは隙あらば、ラベルの仕分け作業をなに食わぬ顔でくぐり抜けてきます。つまり、ラベルづけ作戦が突破された時のことも想定しておくべきでしょう。

こんな時は、もう1つのテクニックである客観視が役に立ちます。

例えば、電車の中で足を踏まれ、「イラッ」としてしまいます。

「時すでに遅し…」、つまり、「悪い」という評価が下された、あとの祭り状態です。

このままでは、どんどんストレスレベルが高まっていってしまいます。

そこで、このようなイラッとした時、「○○ということを考えた」と頭の中でつけ加えてみてください。

「イラッとした…ということを考えた」とつけ加えるだけで、客観的に自分のことが見つめられるようになるのです。たったこれだけのことですが、これで感情と自分を切り離すことができるのです。

実は、このテクニックはヨガの極意に通じるものでもあります。

アスリートであれば、プレー中に外野からヤジが飛んでくることはしばしばだと思います。このような時、いちいちそのヤジに反応していては切りがありませんし、マインドフルネスな状態が崩れ、パフォーマンスの低下を招いてしまいます。

こうした状況で役立つのが、ここでご紹介したストレスに対する二段構えの対処法です。ぜひ、日々の通勤時の車内などをトレーニングの場として、実践、活用してみてください。

ストレスで「最強のメンタル」を極める！

我慢系ストレストレーニングは、一見すると昔よく行われていた**根性論トレーニング**に似ているように感じるかもしれません。しかし、「やる本人が納得して行っているのか？」もしくは、「強制的にやらされているのか？」という点において似て非なるものなのです。

このトレーニングをすれば、その先にこうした良い効果が得られるというイメージをしながら行うのと、嫌々やらされるのとでは、同じことを行ったとしても精神的な効果が異なってきます。

そもそも嫌々やった場合は、とてもマインドフルネスな状態などつくれません。

しかし、一方でストレスのない生活を続けていけば、なにかしら困難な場面に直面した場合、ストレスに対する免疫が備わっていませんから、ダメージをもろに受け、それをはねのけることができなくなってしまいます。

ストレスは少な過ぎても多過ぎても心身の健康には良くなく、適度なストレス負荷を定期的に与える習慣が必要なのです。これは、既述した筋トレの理論と同じで、自分に合わない重さのバーベルを無理に持ち上げればケガをしますし、逆に軽過ぎればほとんど効果は得られません。

「ここ一番」という大事な場面は緊迫した状況です。

それはストレスフルな状況であり、その状況の中でもしっかり耐え抜き、与えられた任務を遂行する必要があります。それには、肉体における筋トレ同様に普段からストレスというバーベルを上げ、ストレスに対する抵抗力を身につけておく習慣が必要不可欠なのです。

終章

ゾーンへと導く「ピークパフォーマンス・プログラム」

Peak Performance Program Leads You to the Zone

「ピークパフォーマンス・プログラム」を行う前に、第2章の「脳タイプ」をチェックしておいてください。

【朝のプログラム】出勤前にパフォーマンスをピークに！

「ステップ1」マインドフルネスで脳をリセット

復習になりますが、ゾーン状態に近づくには、うまくいくかどうかの「結果」ではなく、いかに**目の前の行動**に没頭できるかがカギとなります。

そのためには、思考をやめ、脳をニュートラルな状態に導く必要があります。そこで、第3章でご紹介したヨガのワークによるマインドフルネスで、没頭状態に入るベースづくりをまず行います。

「ステップ2」
呼吸法で自律神経を最適化

次に、ゾーン状態のもう1つの条件である、中覚醒状態をつくり出す必要があります。中覚醒状態とは、リラックスと集中のバランスがとれた状態であり、ゾーンはそれが極まった状態です。

本格的なトレーニングには、ニューロフィードバックなど、最新テクノロジーを駆使した脳のトレーニングもありますが、ここでは、自宅やオフィスで行える自律神経からのアプローチをご紹介します。

第4章でお伝えした、吸うと吐くの長さが1：1の呼吸法で、自律神経バランスを整えます。姿勢を正し、目は半眼にし、鼻から5〜6秒かけて息を吸い、口から「シュー」という呼吸音と共に5〜6秒かけて息を吐きます。

吸う時に交感神経が活性化し、吐く時に副交感神経が活性化するため、同じ比率で呼吸すると自律神経バランスが整っていくという話でしたね。それも、約10秒に1回の呼吸ペースの時に最もバランスが整うという話でした。

基本的には1：1呼吸を行いますが、低覚醒タイプ（安静時）や、眠気がしたり、集中力を高めたい場合は、火の呼吸を3分間行いましょう。

火の呼吸が難しい場合は、少し効果は薄れますが、8秒かけて鼻から息を吸って、4秒かけて口から息を吐く2：1呼吸を5分間行うことで代用可能です。

吸う時間を長くすることで、交感神経が1：1呼吸よりも優位になります。

一方、高覚醒タイプ（安静時）や、ピリピリしていたり、リラクセーションを高めたい場合は、目を閉じ、4秒かけて鼻から息を吸って、8秒かけて口から息を吐く1：2呼吸を5分間行いましょう。

吐く時間を長くすることで、副交感神経が1：1呼吸よりも優位になります。

【夜のプログラム】イメージの力で潜在能力を引き出す！

昔からビジネスやスポーツ分野では、いかに「成功イメージを脳裏に焼きつけられるかが大事だ！」という考えがあります。これは間違ってはいないと思います。

心理学分野では、自分に対するイメージのことを自己イメージやセルフイメージと呼び、自己イメージが悪いとなにをやってもうまくいかないという考え方があります。

例えば、過去に大事なプレゼンで毎回失敗し、苦い体験をし続けてきたビジネスパーソンの場合、「次こそは！」と胸に誓い、本番に向けて徹底的に準備をするものの、不安がぬぐえないはずです。

それは、顕在意識では、「これだけ準備をしたし、今度は大丈夫だ！」と思いながらも、潜在意識の方では、「またどうせダメに決まっている…」と、あきらめている自分、失敗している自分を想起してしまっているからです。

この矛盾する感情が、目に見えない不安感につながっていると考えられています。

例えば、ダンサーであれば、振りつけを完璧に覚えているのに、毎回同じところでミスをしてしまうケースを耳にします。これも、潜在意識下で「また失敗してしまう自分」をイメージしてしまっているからだと考えられます。

こうしたケースでは、顕在意識でいくら頑張っても、どうしても限界が出てきてしまいます。
そこで役に立つのが、潜在意識に働きかけるイメージトレーニングなのです。

極端な話、良いイメージへと塗り替えること以外に、悪いイメージを消し去る方法はありません。

イメージトレーニングなら散々やってきたが、あまり効果が得られなかったと感じる方も多いと思いますが、その原因は、脳の覚醒レベルが関わっていると考えられています。

脳の覚醒レベルが高いベータ波が優位な状態では、思考の方がメインで働き、イメージや創造性においてはあまり適した状態とはいえません。この状態は、仕事をバリバリこなすのには適した状態ですが、イメージトレーニングを行うには不向きなのです。

そこでまずは、覚醒レベルを下げ、イメージトレーニングに適した脳環境にする必要があります。イメージトレーニングに適した状態は、脳波でいえば、シータ波からアルファ波にまたがった領域（6〜10Hz）です。

この状態は、**アルファ／シータ状態**と呼ばれ、深い瞑想状態、**三昧《さんまい》の境地**とも称され、イメージが最も鮮明に湧く状態だと考えられています。

このアルファ／シータ状態は、イメージが定着しやすい状態であり、この状態でのイメージトレーニングは高い効果が期待できると考えられています。通常の目を閉じた安静状態は、アルファ波が優位なリラックス状態です。

このアルファ波優位な状態からさらに覚醒レベルが下がり、シータ波に近づいた状態が、アルファ／シータ状態なのです。アルファ／シータ状態は、その状態をつくり出す以上に、その状態を維持するのが難しいものでもあります。

といいますのも、覚醒レベルが下がり過ぎれば、今度はデルタ波と呼ばれる睡眠中に優位に現れる脳波成分が強まってしまうからです。座禅で例えるなら、警策《きょうさく》で叩かれないスレスレの状態がアルファ／シータ状態といえます。

感覚的には、眠るでもない、起きるでもない、ふわふわした半覚醒状態、シャーマンの**変性意識状態**に似ているともいわれています。

この原理は1977年に生物学者のエルマー・グリーンによって発見され、

ゾーンと瞑想状態の違い

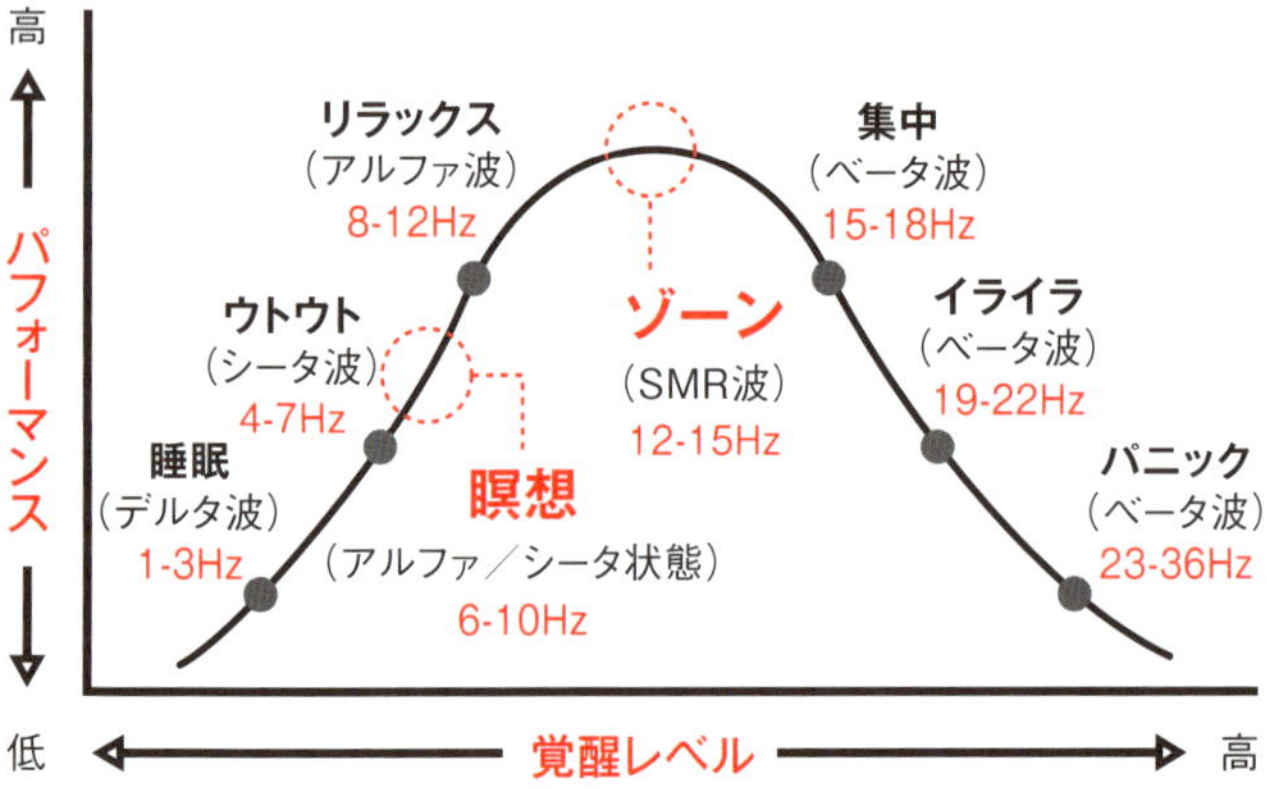

ゾーンは「リラックス」と「集中」の間、SMR波が多く出ている状態、
瞑想は「リラックス」と「ウトウト」の間のアルファ／シータ状態のこと。

1989年に医師のユージン・ペニストンによって臨床的進化を遂げた理論です。

期待できる効果としては、気分[*01]、不安障害[*02]、PTSD[*03]、アルコール依存症の改善[*04,05,06]、芸術[*07]、ミュージシャン[*08]、ダンサー[*09]のパフォーマンス向上などが挙げられます。

一般的には、アルファ波とシータ波を音に変換し、クライエントに今の脳波状態をフィードバックさせて行うニューロフィードバックによるトレーニングが有名です。

「ステップ1」
科学的に瞑想状態をつくり、潜在意識にアクセス

ここでは、自宅でも行える方法として、呼吸法でアルファ／シータ状態に近づく方法をご紹介します。**繰り返しになりますが、イメージトレーニングは、アルファ／シータ状態で行うことが重要です。**

それには、オフィスや競技現場などではなく、ゆったりとくつろげる自宅などで行うのが適しています。それも出勤前などの慌ただしい時間帯ではなく、就寝前のホッとするひと時です。

そして、覚醒レベルを下げる方法として、最も効果的なのが呼吸法になります。

朝に行う呼吸法は、自律神経バランスを整えるものですが、ここでの呼吸法は、副交感神経を活性化し、リラクセーションを促すタイプのものです。

ここで、すぐにでも呼吸法に移りたいところですが、呼吸法を行う前にぜひとも行っていただきたいプロセスがあります。

それは、身体のリラクセーションです。仕事からの帰宅後は、身体がカチコチの状

態です。この身体が硬直した状態では、なかなか深い瞑想状態に入れません。そのため、ヨガのポーズで徹底的に身体を緩めるプロセスが必要なのです。これには、筋肉を弛緩させ、血行を促し、疲労回復を高める効果もあります。

行っていただきたいのは、次の一連の4種類のポーズです。たった4つのポーズですが、全身の筋肉がリラックスします。ポーズ中は常に目を閉じ、呼吸は自然にします。

【後屈のポーズ】：太ももの伸びをスキャン

太ももの筋肉が伸びているのを感じながら、30秒～1分間「今」に集中します。終わったら、30秒ほどシャヴァアーサナ（仰向けの姿勢）でリラックスします（身体が硬い方は、両手や肘で身体を支えるようにします）。

【コブラのポーズ】：お腹の伸びをスキャン

お腹の筋肉が伸びているのを感じながら、30秒～1分間「今」に集中します。終わったら、30秒ほどシャヴァアーサナでリラックスします（身体が硬い方は、両手の位置を肩より前方に持っていったり、肘を軽く曲げるようにします）。

【前屈のポーズ】：もも裏・腰の伸びをスキャン

もも裏から腰周辺の筋肉が伸びているのを感じながら、30秒～1分間「今」に集中します。終わったら、30秒ほどシャヴァアーサナでリラックスします（身体が硬い方は、ふくらはぎや足首の辺りをつかむようにして、太ももを軽く曲げます）。

【鋤《すき》のポーズ】：背中・肩・首の伸びをスキャン

背中から肩、首周辺の筋肉が伸びているのを感じながら、30秒～1分間「今」に集

「後屈のポーズ」：太ももの伸びをスキャン

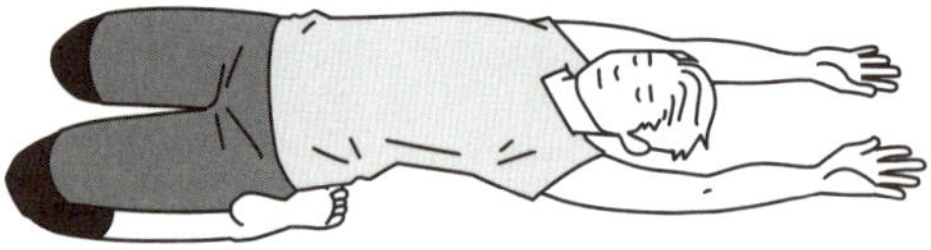

Point

・太ももの筋肉が伸びているのを感じながら、30秒〜1分間「今」に集中する。

・身体が硬い人は、両手や肘で身体を支える。

「コブラのポーズ」：お腹の伸びをスキャン

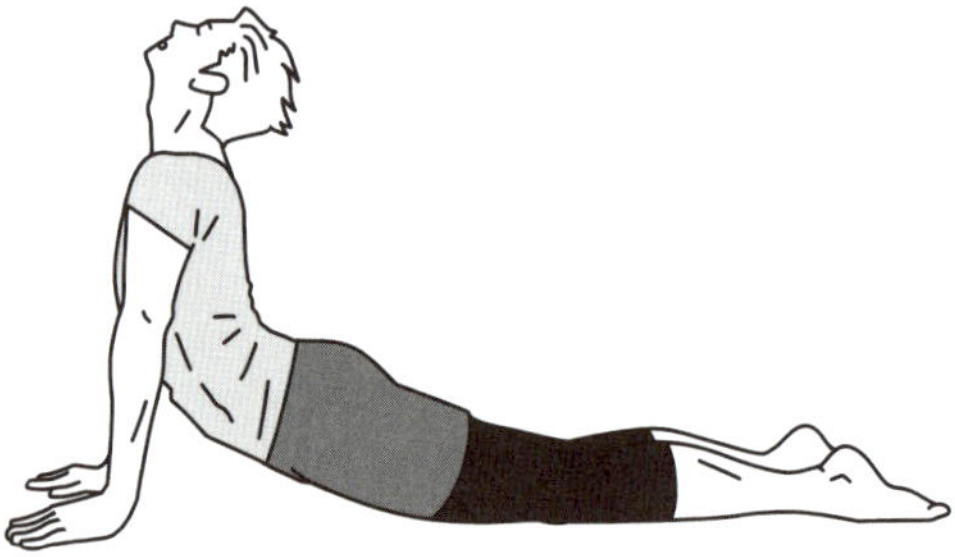

Point

・お腹の筋肉が伸びているのを感じながら、30秒〜1分間「今」に集中する。

・身体が硬い人は、両手の位置を肩より前方に持っていったり、肘を軽く曲げる。

「前屈のポーズ」：もも裏・腰の伸びをスキャン

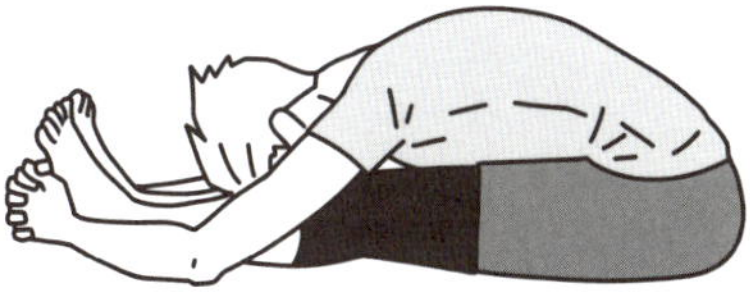

Point

- もも裏から腰周辺の筋肉が伸びているのを感じながら、30秒〜1分間「今」に集中する。
- 身体が硬い人は、ふくらはぎや足首の辺りをつかむようにして、太ももを軽く曲げる。

「鋤のポーズ」：背中・肩・首の伸びをスキャン

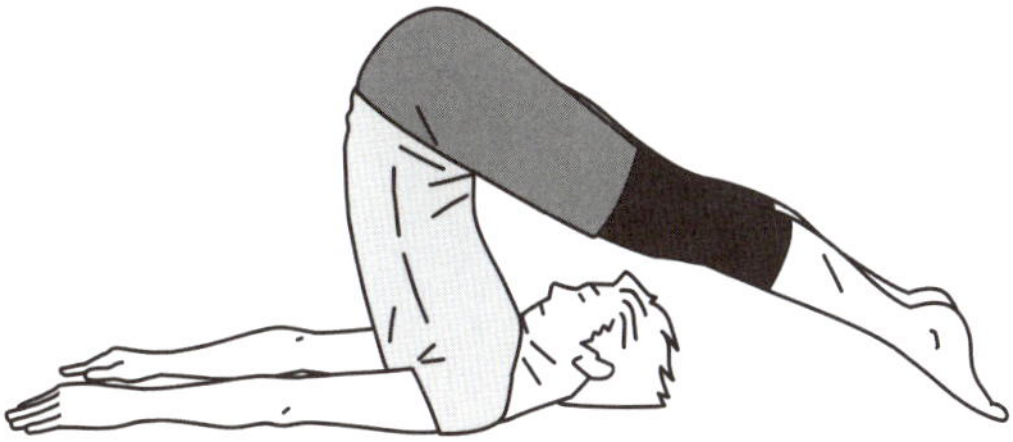

Point

- 背中から肩、首周辺の筋肉が伸びているのを感じながら、30秒〜1分間「今」に集中する。
- 身体が硬い人は、両手で腰を支え、首や肩への負担を軽くする。

中します。終わったら、30秒ほどシャヴァアーサナでリラックスします（身体が硬い方は、両手で腰を支え、首や肩への負担を軽くします）。

各ポーズとも30秒～1分間静止し、その後、30秒ほどシャヴァアーサナの姿勢になります。

注意点は、綺麗なポーズをつくることではなく、そのポーズを行うことで生じる心身の変化を観察するところです。ですので、見本通りのポーズができなくてもまったく問題ありません。

逆に、無理をして筋肉を痛めてしまっては本末転倒です。

毎日少しずつトライすることで、自然と柔らかくなっていきます。

集中するポイント

①ポーズを行っている最中（各ヨガポーズ）

②ポーズを行った後（シャヴァアーサナ）

それぞれの状態における心身の変化に意識を向け、「今」に集中します。

具体的には、ポーズを行うことで身体が緩んでいくのを感じ、それに伴い心が変化し、シャヴァアーサナでその効果の余韻に浸るイメージです。

雑念が湧いてきても放っておいて、伸びている筋肉に意識を向けます。

つまり、これらのポーズを行うことは単に身体を緩めることだけでなく、それ自体がマインドフルネスのトレーニングとなるのです。

また、各ポーズはそれぞれ伸ばされる筋肉が異なり、得られる感覚も少しずつ異なってきます。ぜひとも、そうした感覚的な違いにも意識を向けてみてください。

アスリートや職人など、繊細な感覚が必要とされる人たちにとって、このトレーニングは感覚を研ぎ澄ませる面においても優れたトレーニングといえます。

そして、ヨガのポーズによる身体のリラクセーションと、次の呼吸法による自律神経のリラクセーションの相乗効果により、より深い瞑想状態へと導かれていくことでしょう。

時間がない方は、このリラクセーションのプロセスを省き、呼吸法から始めるようにしてください。

徹底的に身体を緩めたら、いよいよ呼吸法に移ります。

具体的には、5~10分の間、4秒かけて鼻から息を吸い、8秒かけて口から息を吐きます。

吐く時は、少し口をすぼめ、ゆっくり行うのがポイントです。あぐらでもイスに座った姿勢でも構いませんが、背筋を正し、上半身はリラックスします。

覚醒レベルを下げ、イメージを鮮明化するために目は閉じます。呼吸法に慣れていない方は、息が入ってきたり、出ていったりする呼吸自体に意識を向けて、「今」に集中します。

慣れてきたら、臍下丹田を意識し、呼吸による心身の変化を感じながら、「今」に集中します。

私の臨床経験から、慣れないうちは、アルファ／シータ状態をつくるには、それな

イメージに最適なアルファ/シータの状態とは?

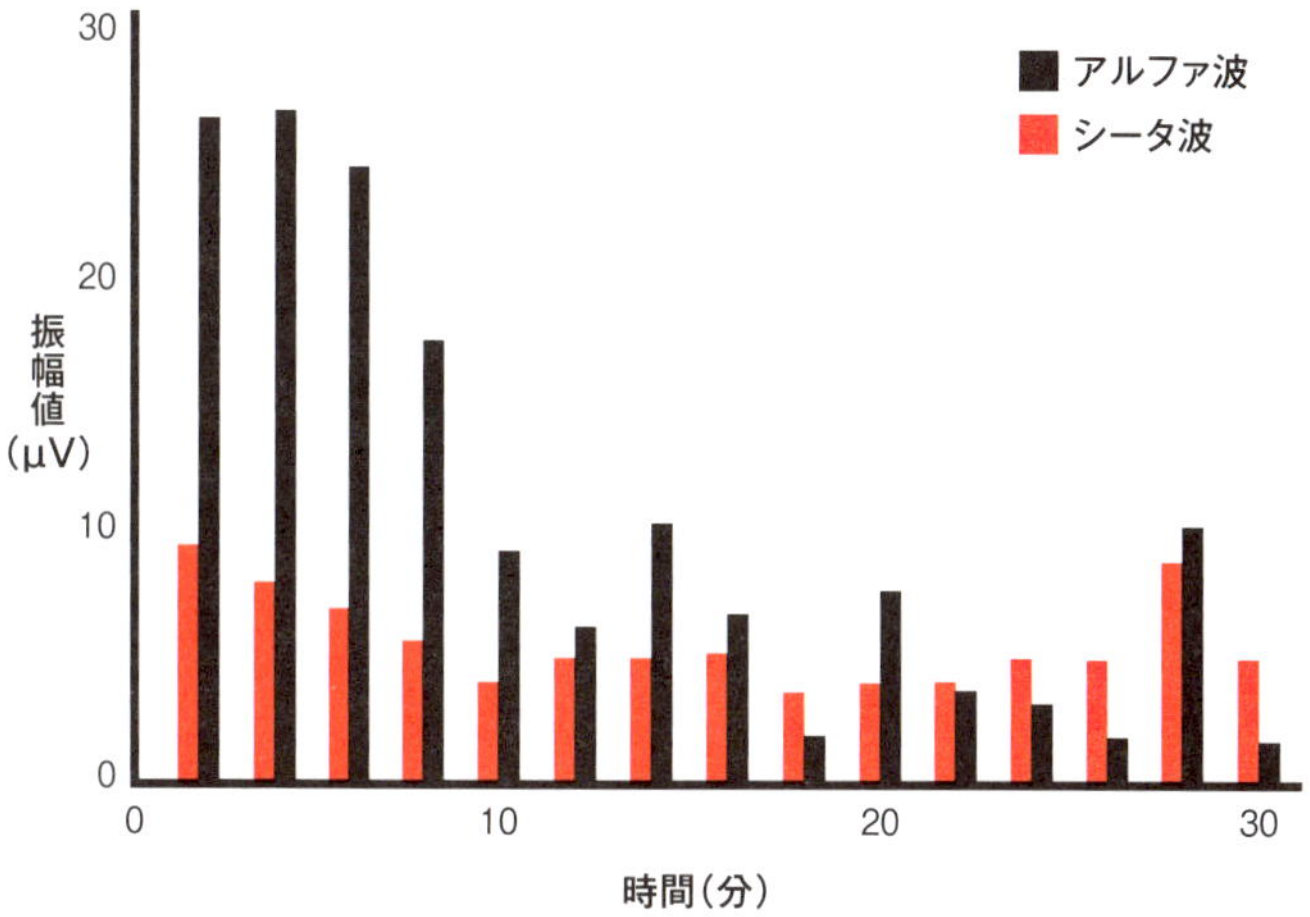

りに時間を要します。ですので、はじめのうちは、最低10分は行っていただきたいところです。

難しい場合は5分でも構いませんが、集中して行うようにしましょう。慣れてくれば、次第に脳が感覚的にこの状態を記憶し始め、より短時間でこの状態に入れるようになり、電車での移動中や、仕事の合間、アスリートであれば試合中のインターバルなどでも同じような状態をつくり出せるようになっていきます。

上の図表は、ニューロフィードバックによるアルファ/シータ・トレーニングでの、アルファ波とシータ波の値の推移を表したデータです。10分を過ぎた頃から、比率が変化していくのが確認できます。この、アルファ波とシータ波が拮抗する状態が最高のイメージング状態とされています。

「ステップ2」

潜在意識に理想の自分をプログラミング

呼吸法により、アルファ/シータ状態をつくり出せたら、呼吸や臍下丹田への意識集中を止め、いよいよイメージングを開始します。具体的には、目を閉じた状態で、苦手な場面を堂々と自信に満ちあふれた表情で難なくこなしている自分を5~10分間イメージしてみてください。

細かい数値目標などは考えないようにしてください。例えば、ビジネスパーソンであれば、堂々とプレゼンを行っている場面を、アスリートであれば、苦手とする場面を堂々と乗り切りプレーしている様子などをイメージします。

特に、その時の自分の表情は、自信に満ちあふれるものだったり、笑顔だったりと、ポジティブな表情をイメージします。イメージは、場面が自然と流れていくような感じで、ざっくりとしたもので構いません。

むしろ、イメージを強くしようと思うと、かえって思考が働き出してしまいかねません。イメージトレーニングの難しいところは、数値目標など現実的なことを考え過ぎてしまうと、すぐにベータ波が混じってきて、アルファ／シータ状態を遮断してしまうところです。

思考が働き出したなと感じたら、一度イメージングを止め、再度呼吸に集中するようにしてください。

基本的にイメージングを行いながらも呼吸法は続けますが、呼吸を忘れてしまうほどの没頭状態になっていれば、その状態でまったく問題ありません。

むしろ、かなり良い状態といえます。

イメージトレーニングでは、脳を思考モードから感覚モードにスイッチしていただきたいのです。ブルース・リーがまさに映画の中で弟子に対して説いていた「Don't think, Feel!（考えるな、感じろ！）」ですね。

イメージトレーニングを行う際は、ゆったりした服装をし、もし、仕事の合間に行うのであれば、ネクタイやベルトを少し緩めることをお勧めします。また、覚醒レベルを下げる必要があるため、必ず目を閉じて行います。

その際、寝てしまわないように注意しますが、眠気が混じってきた場合、無理に行おうとすればストレス状態となるため、そこで終えるようにします。慣れてくれば、覚醒レベルを下げながらも、意識は鮮明な状態を保てるようになっていきます。

そして、当然のことですが、これらのイメージトレーニングは普段の努力の上になり立っています。つまり、肝心の個々の分野におけるスキルやテクニックが身についていなかったり、準備不足では、当然良い結果は得られないということです。

あくまでも、自分に備わる本来の能力を、「ここ一番」でいかんなく発揮するためのテクニックと認識してください。

【感謝のメディテーション】

イメージトレーニングの終わりに3～5分間ほど、仕事やプライベートで今自分を支えてくれている人たちに向けて「感謝のメディテーション（瞑想）」をしましょう。

イメージトレーニングの姿勢のまま、目は閉じた状態で、自然呼吸をします。

仕事が順調に回り出し、プライベートも充実してくれれば、おのずとそれらの結果は自分自身の力によるもの、つまり過信へと変わっていってしまう危険性があります。

がつがつと個人プレーに走るようでは、うまくいっている時は良いですが、ピンチになった時、誰も手を差し伸べてくれなくなってしまいます。

いくら自分自身の能力が上がったとしても、ビジネスは一人ではできません。そこには、何人もの人たちが関わり、1つの仕事、プロジェクトがなり立っています。

そう考えると、最後に人や組織を動かすものは「人間力」になるのではないでしょうか？

登り調子の時は、どうしても自分を支えてくれている人たちへの感謝の気持ちを忘れがちです。失敗やピンチはこうしたことから目を覚まさせてくれる特効薬なのですが、なるべくなら余計な失敗はしたくないものです。

そこで、毎日の夜のプログラムの中に感謝のメディテーションをルーティンとして取り入れましょう。

初心者用

感謝といいましても、なにも難しいことではありません。

日々、自分が出会っている家族や会社の同僚、部下、上司、取引先の方たちへの感謝の気持ちです。

この時に大事なのは、漠然とした感謝の気持ちではなく、実際にしていただいたこと、お世話になったことに対して具体的に1つ1つ振り返ることです。

例えば、会議の時に部下が資料をコピーして事前に配布をしてくれたことだったり、帰りに立ち寄るコンビニの店員さんが破れないように袋を二重にしてくれたことだったり、自宅では、奥さんが料理を用意して待ってくれていることなどです。

アスリートなら監督やコーチ、チームメイトへの具体的な感謝事項を振り返ります。

中上級者用

本格的なやり方は、母親や父親、祖母、祖父、養育者、当時の先生やコーチなど対象者を一人決め、①小学校入学前、②小学校低学年、③小学校高学年、④中学校、⑤高校、⑥大学、⑦社会人というように、その時期においてお世話になった事を具体的に1つ1つ振り返ります。

例えば、「母親」を対象者に選び、振り返る時期を「小学校低学年」に設定した場合、「運動会の前日に夜遅くまでゼッケンを縫ってくれていたな…」というように具体的な感謝の事柄を思いつくままに振り返っていきます。

直感的にその日、振り返りたい対象者と時期を選ぶやり方でも良いですし、1週間ごとに対象者を変えていき、曜日ごとに時期を変えていくやり方でも構いません。

対象者は、親族ではない養育者でも大丈夫です。

この自分の成長過程においてお世話になったことを振り返る瞑想法は、少し本格的な内容となりますので、難しいと思われた方は、初心者用の日々出会う方々への振り返り瞑想を行うようにしてください。

また、このやり方は、休日など人と会う機会が少ない週末などを利用してじっくり行うのもお勧めです。

こうした振り返り瞑想として有名なのが、**内観療法**と呼ばれる心理療法です。内観療法は、元々、仏教の浄土真宗の**身調べ**という日頃の自分の行いをチェックするための瞑想法でした。そして、1940年代に吉本伊信先生が今の原型をつくられ、1960年代に精神医療現場に導入されるようになり、現在では、国内はもとより世界中で現代人の心の病を改善する心理療法として取り組まれています。

歴史的な流れから、伝統的なヨガの瞑想法と内観療法の概念は非常に似ており、内観療法は伝統的なヨガの瞑想法のエッセンスが詰まっているともいわれています。

こうした「感謝のメディテーション」を行うことで、自分の歩んできた人生の道のりが、いかに多くの人たちによって支えられ、今日に至っているのかということに深

く気づかされることでしょう。

その結果、自己価値観が高まり、自己イメージが改善され、前向きに生きていくのに大いに役立つこととなります。

マインドフルネスや呼吸法の実践のみでは、心の根の問題、ストレス源に対するアプローチとしては、どうしても限界があります。

ぜひとも、寝る前にこうした振り返り瞑想、「感謝のメディテーション」を習慣化し、心の健康を保つようにしてください。

【「ここ一番」のプログラム】メンタルは2段階でコントロール

朝と夜のプログラムが安静状態におけるトレーニングであるのに対し、ここでのプログラムはストレス状態における自己コントロール・プログラムとなります。

「ここ一番」のような緊迫した状況でなくても、今現在それに似た心理状態であれば、こちらのプログラムを行うようにしてください。

「ステップ1」

脳の「快適レベル」をコントロール

「ここ一番」では、勝ち負けという「結果」に意識が向かいがちです。脳の中は「闘争ー逃走」モードとなり、扁桃体は興奮し、非常にストレスフルな不快な状態です。

ですので、まずは、第3章で説明しましたマインドフルネスで扁桃体の興奮を抑え、この不快な状態を緩和する必要があります。

このプロセスを踏むことで、脳の「快適レベル」が高まり、「ピリピリ状態」の人は「集中状態」へ、「ぼんやり状態」の人は「リラックス状態」へとメンタルが好転していきます。

「ステップ2」

脳の「覚醒レベル」をコントロール

脳の「快適レベル」をコントロールしたあとは、「覚醒レベル」をコントロールし

マインドフルネスで「扁桃体の興奮」をコントロール

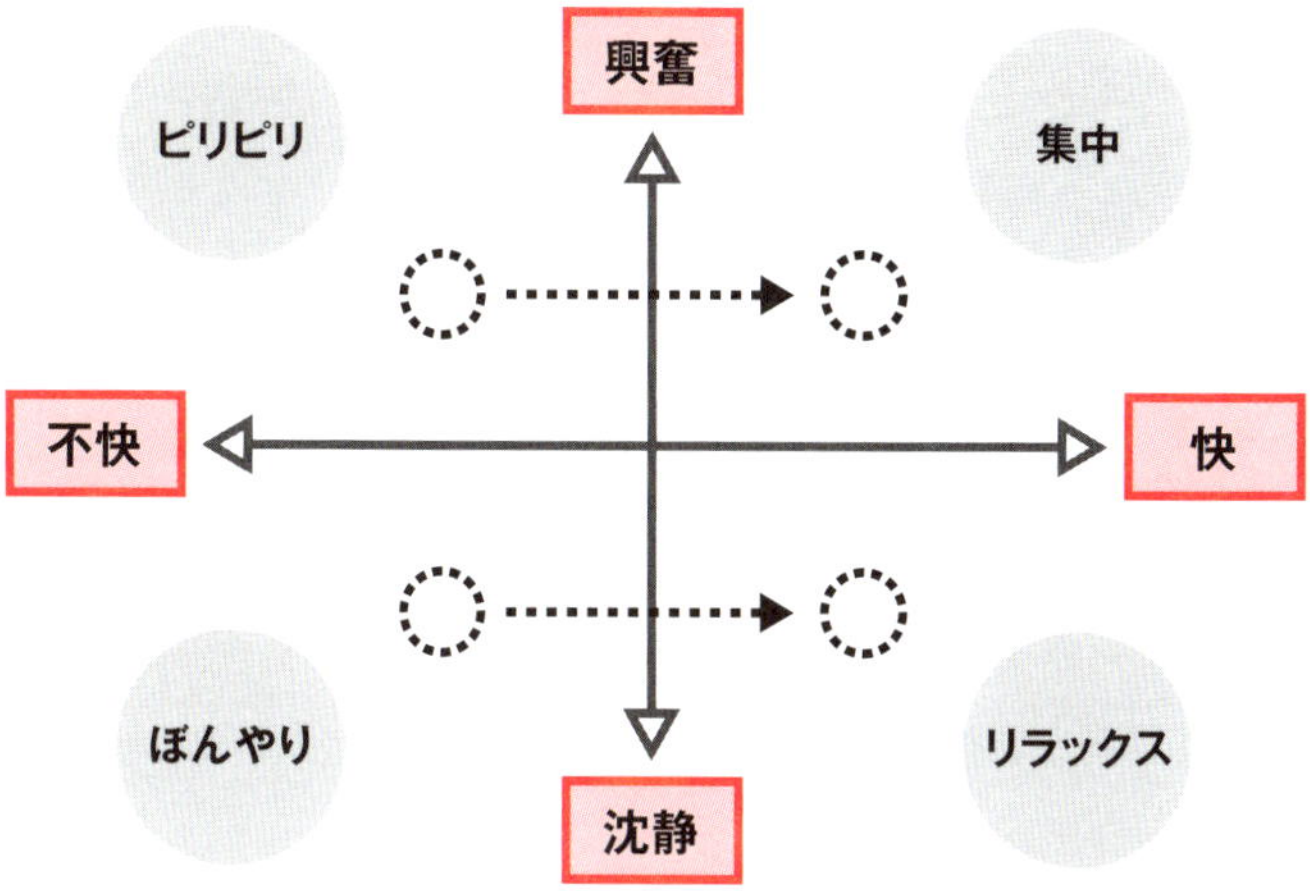

ます。低覚醒タイプ（ストレス時）や、今現在、集中力を高めたい場合は、154ページで紹介した「火の呼吸」を3分間行いましょう。火の呼吸が難しい場合は、5分間の2：1呼吸で代用します。

一方、高覚醒タイプ（ストレス時）や、今現在、リラクセーションを高めたい場合は、5分間の1：2呼吸を行いましょう。

特にメンタルが乱れていない状態や、呼吸法の選択に迷われた場合は、5分間1：1呼吸を行うようにしてください。

①マインドフルネスによる「快適レベル」のコントロール、②呼吸法による「覚醒レベル」のコントロール、この2つのス

火の呼吸で「集中状態」へコントロール

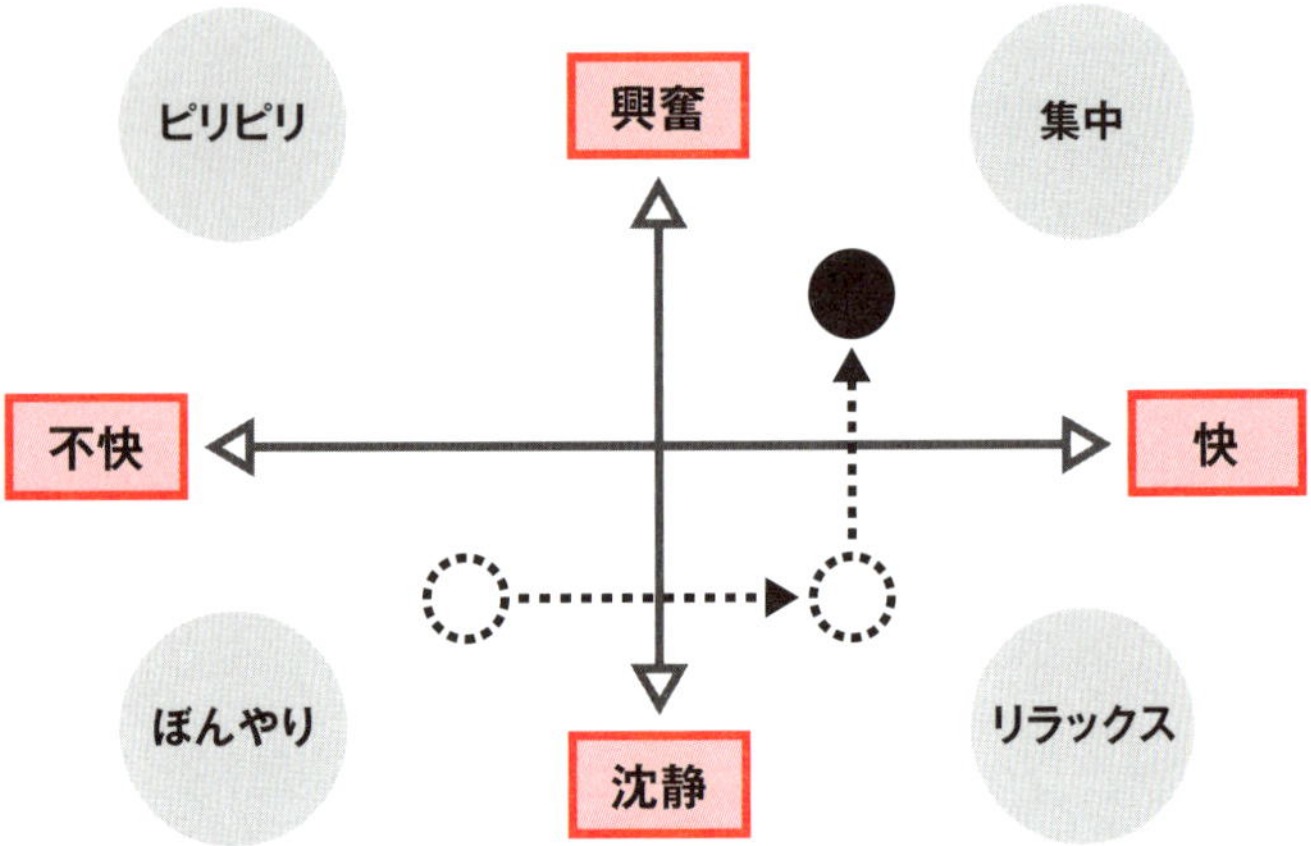

1：2呼吸で「リラックス状態」へコントロール

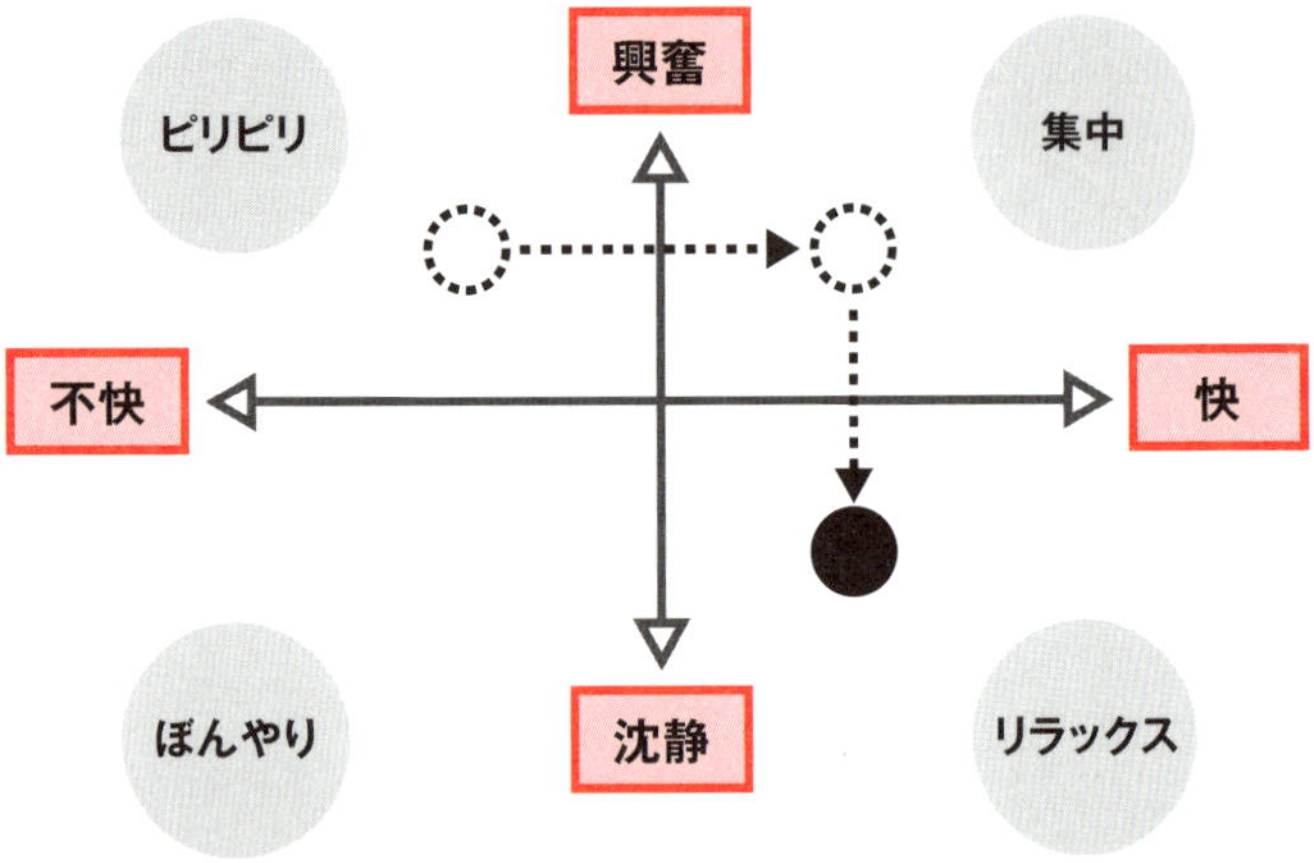

テップが大事ですが、時間がない場合や、環境的にマインドフルネスを行うのが困難な場合は、呼吸法を優先的に行うようにしてください。

呼吸法中に、呼吸に集中したり、臍下丹田に意識を向けること自体がマインドフルネスとなります。「ピークパフォーマンス・プログラム」は、肉体における筋トレ同様に、日常的にトレーニングしておくことで、メンタルが鍛えられ、実生活で生きてきます。

特に慣れていない状態で、「ここ一番」で自己コントロールを行った場合、脳の覚醒レベルだけが上下し、身体がそれについていけない状態となってしまいます。

結果、心と身体がバラバラな状態となり、パフォーマンスが低下してしまうという現象が引き起こされてしまいますので注意が必要です。普段から、実践現場で試し、肉体と精神へうまく適応させるプロセスが別途必要になってきます。

そして、どのプログラムを、どのタイミングで、どれだけ行った時に最もパフォーマンスが高まるのかをトライ&エラーで模索することで、この「ピークパフォーマンス・プログラム」をベースとした唯一無二の究極のメンタル強化プログラムが完成することでしょう。

おわりに

思えば、精神に関して最も影響を受けた本は、20歳の頃に読んだ宮本武蔵の『五輪書』でした。文字にエネルギーが宿っているかのごとく、それは圧倒的な存在感を放っていました。

おそらく、今後もそれは変わらないでしょう。

一体、他の書と『五輪書』の違いは、なんなのだろうか？

この文字に宿る力強さは一体どこから来るのか？

当時は、まだメンタルに関して深く研究する前でした。

そんな、なにも知らない頭が空っぽなところに『五輪書』が「ガツン！」と突如私の頭の中に入ってきたのでした。そこで感じたのが、文字から放たれるエネルギーというなんともいえない抽象的な感覚だったのです。

今になって振り返ると、それは宮本武蔵という兵法家でもあり、数々の修羅場をくぐり抜けてきた圧倒的な実践者が書いた本だったからです。武蔵自身、『五輪書』を書くにあたって、仏教や儒教の言葉、軍記、軍学の故事は用いないということを冒頭で書いています。

自らが体験してきたことを自らの言葉で語っているところに、私は力強さを感じたのだと思います。

戦国の世が終わりを告げ、江戸時代には、実際に刀を抜く侍の数もかなり減ったと聞きます。そして、幕藩体制が確立されるようになり、戦自体が激減していきました。

そんな時代の流れに逆行するかのように武蔵は、道場稽古だけに飽き足らず、真剣や木刀を使った決闘を繰り返していきます。

結局のところ、道場での稽古では得られない実戦でしか養えない感覚、能力開花があるのだと身にしみて感じていたのだと思います。

こうした数多くの実戦経験から、『五輪書』の中では、実戦における精神面の重要性についても触れられています。
本書でも折々強調している高いパフォーマンスの発揮におけるリラックスと集中のバランス、中覚醒状態の重要性について、武蔵も明記しているのです。

「兵法の道におゐて、心の持《もち》やうは、常《つね》の心に替《かわ》る事なかれ。常にも兵法の時にも、少しもかはらずして、心を広く、直《すぐ》にして、きつくひつぱらず、少しもたるまず、心のかたよらぬやうに、心をまん中におきて、心を静《しずか》にゆるがせて、其ゆるぎのせつなもゆるぎやまぬやうに、能々吟味《よくよくぎんみ》すべし。」

（兵法の道において、心の持ち方は、日常の心と変わらないようにせよ。日常でも、兵法の時でも、少しも変わらず、心を広く素直にして、きつく緊張することなく、少しもたるむことなく、心が偏らないように、心を真ん中に置いて、心を静かに揺るがせて、揺るぎの刹那も揺るぎやまないように、よくよく吟味すべきである。）

人間の心の本質、パフォーマンスの発揮に良い状態は、昔も今も変わらないということですね。

武蔵は、「こうした心の状態を実戦の場でもきちんと保てるのか?」そして、「その状態を保つにはどうすれば良いのか?」、それを身をもって検証してきたのです。

本書の第3章、第4章のマインドフルネスや呼吸法などの基礎トレーニングが武蔵のいう日常の稽古だとすれば、第5章のストレストレーニングは、一歩進んだ実戦を想定した稽古といえます。

徹底的に敵と向かい合った壮年期以降、武蔵は晩年を肥後熊本の細川藩の客分として過ごし、座禅を組み、諸芸を嗜むようになり、今度は一転して自己と向き合うようになりました。

『五輪書』を含め、国の重要文化財に指定される武蔵の書画は、ほとんどがこの頃の作品です。これは衣食住の心配がなくなり、現実的な生死の狭間や思考の世界から解放され、感覚やイメージの世界に至れたからこそなせた業だといえます。

過去の偉大な芸術家の言葉からも、芸術活動には変性意識状態は欠かせません。

この変性意識状態をつくり出すべく、晩年は熊本の霊巌洞《れいがんどう》で禅に励み、アルファ／シータ状態で『五輪書』を完成させたのだと思います。

書き上げたのが、亡くなる1週間前だったと伝えられていますから、すべてのエネルギー、ヨガ的にはクンダリーニエネルギーを使い果たしたのだと思われます。

「『五輪書』を書いていなかったら、もう少し長生きをしていたのでは？」ということを考えずにはいられません。

武蔵の生涯を振り返ってみますと、実に心身のコントロールに長けていた人物だということが垣間見えます。

日常モード、戦闘モード、創作モード、これらの場面場面において、その時に最適な覚醒レベル、脳波状態にコントロールできる能力が際だって高かったように思います。

また、その能力も、かなり後天的につくられたものではないでしょうか？

日々の基本の自主トレから始まり、様々な相手との実戦を通じて、徐々にこうした能力が形成されていったのだと思われます。

本人もなにかを極めるには「朝鍛夕練《ちょうたんせきれん》」、つまり、朝から夕まで稽古してはじめて本当の力が身につくのだと記しています。武蔵は13歳から29歳までの間に60余度の決闘を行い、一度も負けることはありませんでした。

しかし、それでもなお、本人は自分のレベルに満足できず、その後も厳しい稽古に励み、50歳にしてようやく満足のいくレベルに達したと書いています。残された肖像画により、はじめから強いイメージのある武蔵ですが、いかに努力の人間だったかということがわかります。

先天的要素はもちろんあります。

しかし、後天的につくられる力は無限大であるということを、武蔵本人が身をもって証明してくれているのではないでしょうか？

はじめから強い者はおらず、様々な困難と向かい合い、試練を1つずつ乗り越えた先に理想とする自分が存在するのだと思います。

時は平成、刀を振り回す時代ではなくなりました。

その代わり、武蔵の時代にはなかったグローバル化の波や情報化社会による様々な軋轢、新たなストレスが生まれてきました。それは、いつの時代にもストレスは存在し、その形だけが変化してきているということです。

しかし、武蔵の事例もそうですが、ストレスがあるからこそ我々人間を含む生物は、この地球上で進化することができました。もし外敵がいない無菌状態であれば、ここまで進化できなかったはずです。

地球上には、無数のバクテリアが存在します。それでも私たちが平気なのは、それに対する抵抗力を持ち合わせているからです。ストレスは、ともすればネガティブなイメージがありますが、我々の進化にはなくてはならない良き相棒でもあるのです。

ストレスは、逃げようとすればどこまでも追いかけてきます。

しかし、冷静に向き合い、ちょっとずつその状態に慣らしていくと、段々平気になっていきます。筋トレを続けていくと、当初重いと感じていた重量が徐々に軽くなっていく現象と同じです。

これも、ストレスに対する適応現象の1つなのです。

このストレス適応能力を、メンタル強化に活用しない手はありません。

本書でご紹介したマインドフルネスや呼吸法でメンタルの基礎づくりを、そしてアルファ／シータ状態で理想の自分をイメージし、最終的にはそれをみなさんの実践現場にぜひ落とし込んでみてください。

そして、本書がみなさんの潜在能力を引き出すきっかけとなり、ストレス社会の中でも持てる能力をいかんなく発揮される手助けとなりましたら幸いです。

最後に、本書の執筆にあたり、木下翔陽さんをはじめ、ダイヤモンド社の方々には、客観的な視点からの数々のご助言を承り、大変お世話になりました。

心より感謝を申し上げます。

2018年1月

辻　良史

参考文献一覧

はじめに

＊01　Takizawa R, Fukuda M, Kawasaki S, Kasai K, Mimura M, Pu S, Noda T, Niwa S, Okazaki Y; Joint Project for Psychiatric Application of Near-Infrared Spectroscopy (JPSY-NIRS) Group. Neuroimaging-aided differential diagnosis of the depressive state. *Neuroimage* 85(1): 498-507, 2014.

＊02　Kuyken W, Hayes R, Barrett B, Byng R, Dalgleish T, Kessler D, Lewis G, Watkins E, Brejcha C, Cardy J, Causley A, Cowderoy S, Evans A, Gradinger F, Kaur S, Lanham P, Morant N, Richards J, Shah P, Sutton H, Vicary R, Weaver A, Wilks J, Williams M, Taylor RS, Byford S. Effectiveness and cost-effectiveness of mindfulness-based cognitive therapy compared with maintenance antidepressant treatment in the prevention of depressive relapse or recurrence (PREVENT): a randomised controlled trial. *Lancet* 386(9988): 63-73, 2015.

第１章

＊01　日本スポーツ心理学会編『スポーツ心理学事典』大修館書店、2008年

＊02　Sara W Lazar, Catherine E Kerr, Rachel H Wassermana, Jeremy R Gray, Douglas N Greve, Michael T Treadway, Metta McGarvey, Brian T Quinn, Jeffery A Dusek, Herbert Benson, Scott L. Rauch, Christopher I. Moore, and Bruce Fischlj. Meditation experience is associated with increased cortical thickness. *Neuroreport* 16(17): 1893–1897, 2005.

＊03　Hölzel BK, Hoge EA, Greve DN, Gard T, Creswell JD, Brown KW, Barrett LF, Schwartz C, Vaitl D, Lazar SW. Neural mechanisms of symptom improvements in generalized anxiety disorder following mindfulness training. *Neuroimage Clin* 25(2): 448-58, 2013.

＊04　Hölzel BK, Carmody J, Evans KC, Hoge EA, Dusek JA, Morgan L, Pitman RK, Lazar SW. Stress reduction correlates with structural changes in the amygdala. *Soc Cogn Affect Neurosci* 5(1): 11-7, 2010.

＊05　Wilson V E and Shaw L. Imagery Assessment and Training with QEEG: What you see is not all there is. Case Studies in Applied Psychophysiology: *Neurofeedback and Biofeedback Treatments for Advances in Human Performance*: 47-70, 2011

＊06　Brewer JA, Worhunsky PD, Gray JR, Tang YY, Weber J, Kober H. Meditation experience is associated with differences in default mode network activity and connectivity. *Proc Natl Acad Sci U S A* 108(50): 20254-9, 2011.

＊07　Wilson V E, Peper E and Moss D. The "mind room" in Italian soccer training. The use of biofeedback and neurofeedback for optimum performance. *Biofeedback* 34(3): 1-3, 2006.

・日経サイエンス編集部編『別冊日経サイエンス：心を探る 記憶と知覚の脳科学』日経サイエンス社、2015 年

・長友佑都『長友佑都のヨガ友《トモ》：ココロとカラダを変える新感覚トレーニング』飛鳥新社、2016 年

第 2 章

＊01　Sterman M B. Concepts and applications of EEG analysis in aviation performance evaluation. *Biological Psychology* 40(1-2): 115-130, 1995.

＊02　Adolphe R. M Vickers J N and Laplante G. The effects of training visual attention on gaze behavior and accuracy: A pilot study. *International Journal of Sports Vision* 4(1), 28-33, 1997.
(1997).

＊03　坂入洋右、中塚健太郎、進藤友介、三原淳「スポーツにおける心理状態(覚醒水準)の研究法：時間経過・課題差・個人差の要因の二次元気分尺度を用いた検討」日本スポーツ心理学会第 36 回大会研究発表抄録集：206-207、2009 年

＊04　Fox E, Ridgewell A, Ashwin C. Looking on the bright side: biased attention and the human serotonin transporter gene. *Proc Biol Sci* 276(1663): 1747-51, 2009.

＊05　Dusek JA, Otu HH, Wohlhueter AL, Bhasin M, Zerbini LF, Joseph MG, Benson H, Libermann TA. Genomic counter-stress changes induced by the relaxation response. *PLoS One* 3(7): e2576, 2008.

第 3 章

＊01　小谷泰則「脳の働きと運動：脳からみた情動とパフォーマンス」体育の科学、

56：32-36、2006年

・小沢隆／辻良史『ヨガ×武道：究極のメンタルをつくる!』BABジャパン、2016年

第4章

＊01　Song HS, Lehrer PM. The effects of specific respiratory rates on heart rate and heart rate variability. *Appl Psychophysiol Biofeedback* 28(1): 13-23, 2003.

＊02　Reiner,R. Integrating a portable biofeedback device into Clinical practice for patients with anxiety disorders: results of a pilot study. *Appl Psychophysiol Biofeedback* 33: 55-61, 2008.

＊03　Henriques G, Keffer S, Abrahamson C, Horst SJ. Exploring the effectiveness of a computer-based heart rate variability biofeedback program in reducing anxiety in college students. *Appl Psychophysiol Biofeedback* 36(2): 101-12, 2011.

＊04　McLay R N and Spira J L. Use of portable biofeedback device to improve insomnia in a combat zone: a case report. *Appl Psychophysiolol Biofeedback* 34: 319-321, 2009.

＊05　Karavidas, M. K., Lehrer, P. M., Vaschillo, E., Vaschillo, B., Marin, H., Buyske, S., et al. Preliminary results of an open label study of heart rate variability biofeedback for the treatment of major depression. *Appl Psychophysiol Biofeedback* 32: 19–30, 2007.

＊06　Siepmann, M., Aykac, V., Unterdorfer,J., Petrowski,K., and Mueck-Weymann, M. A pilot study on the effects of heart rate variability biofeedback in patients with depression and in healthy subjects. *Appl Psychophysiol Biofeedback* 33: 195-201, 2008.

＊07　Patron E, Messerotti Benvenuti S, Favretto G, Valfre C, Bonfa C, Gasparotto R, Palomba D. Biofeedback assisted control of respiratory sinus arrhythmia as a biobehavioral intervention for depressive symptoms in patients after cardiac surgery: a preliminary study. *Appl Psychophysiol Biofeedback* 38(1):1-9, 2013.

＊08　McCraty R, Atkinson M, Lipsenthal L, Arguelles L. New hope for correctional officers: an innovative program for reducing stress and health risks. *Appl Psychophysiol Biofeedback* 34(4): 251-72, 2009.

＊09　Zucker T L, Samuelson K W, Muench F, Greenberg M A., Gevirtz R N. Heart rate variability (HRV) and posttraumatic stress disorder (PTSD): a pilot study. *Appl*

Psychophysiol Biofeedback 34: 135–143, 2009.

＊10　Tan G, Dao TK, Farmer L, Sutherland RJ, Gevirtz R.
Heart rate variability (HRV) and posttraumatic stress disorder (PTSD): a pilot study. *Appl Psychophysiol Biofeedback*.36(1): 27-35, 2011.

＊11　Nolan RP, Floras JS, Harvey PJ, Kamath MV, Picton PE, Chessex C, Hiscock N, Powell J, Catt M, Hendrickx H, Talbot D, Chen MH. Behavioral neurocardiac training in hypertension: a randomized, controlled trial. *Hypertension* 55(4): 1033-9, 2010.

＊12　Wang SZ, Li S, Xu XY, Lin GP, Shao L, Zhao Y, Wang TH. Effect of slow abdominal breathing combined with biofeedback on blood pressure and heart rate variability in prehypertension. *J Altern Complement Med* 16(10): 1039-45, 2010.

＊13　Lin G, Xiang Q, Fu X, Wang S, Wang S, Chen S, Shao L, Zhao Y, Wang T. Heart rate variability biofeedback decreases blood pressure in prehypertensive subjects by improving autonomic function and baroreflex. *J Altern Complement Med* 18(2): 143-52, 2012.

＊14　Nolan R P, Kamath M V, Floras J S, Stanley J, Pang C, Picton P, et al. Heart rate variability biofeedback as a behavioral neurocardiac intervention to enhance vagal heart rate control. *Am Heart J* 149, 1137.e1–1137.e7, 2005.

＊15　Lehrer P, Vaschillo E, Vaschillo B, Lu S E, Scardella A., Siddique M, et al. Biofeedback treatment for asthma. *Chest* 126: 352–361, 2004.

＊16　Hassett A. L, Radvanski D C, Vaschillo E G, Vaschillo B, Sigal L H, Karavidas M K, et al. A pilot study of the efficacy of heart rate variability (HRV) biofeedback in patients with fibromyalgia. *Appl Psychophysiol Biofeedback* 32: 1–10, 2007.

＊17　Strack B W, Effect of heart rate variability (hrv) biofeedback on batting performance in baseball. *Diss Abstr Int BSci Eng* 64: 1540, 2003.

＊18　Shaw,L. Setting the balance: assessment of a biofeedback intervention for improving competitive performance with a Division 1 gymnastics beam team. *Diss Abstr Int BSci Eng* 71: 4496, 2011.

＊19　Paul M and Garg K. The effect of heart rate variability biofeedback on performance psychology of basketball players. *Appl Psychophysiol Biofeedback* 37: 131-144, 2012.

＊20　Vaschillo E, Lehrer P, Rishe N, Konstantinov M. Heart rate variability biofeedback as a method for assessing baroreflex function: a preliminary study of resonance in the cardiovascular system. *Appl Psychophysiol Biofeedback* 27: 1–27, 2002.

＊21　Lehrer P, Vaschillo B, Zucker T, Graves J, Katsamanis M, Aviles M, et al. Protocol for Heart Rate Variability Biofeedback Training. *Biofeedback* 41: 98–109, 2013.

＊22　Lehrer P M and Gevirtz R. Heart rate variability biofeedback: how and why does it work? *Front Psychol* 5: 756, 2014.

＊23　Mohammadi MR, Malmir N, Khaleghi A, Aminiorani M. Comparison of Sensorimotor Rhythm (SMR) and Beta Training on Selective Attention and Symptoms in Children with Attention Deficit/Hyperactivity Disorder (ADHD): A Trend Report. *Iran J Psychiatry* 10(3): 165-74, 2015.

＊24　Gomes JS, Ducos DV, Akiba H, Dias AM. A neurofeedback protocol to improve mild anxiety and sleep quality. *Rev Bras Psiquiatr* 38(3): 264-5, 2016

＊25　Gruzelier J, Egner T, and Vernon DJ. Validating the efficacy of neurofeedback for optimizing performance. *Prog Brain Res* 159: 421-31, 2006

＊26　de Zambotti M, Bianchin M, Magazzini L, Gnesato G, Angrilli A. The efficacy of EEG neurofeedback aimed at enhancing sensory-motor rhythm theta ratio in healthy subjects. *Exp Brain Res* 221(1): 69-74, 2012.

第5章

＊01　熊野宏昭『ストレスに負けない生活：心・身体・脳のセルフケア』ちくま新書、2007年

＊02　Schmidt EM, Linz B, Diekelmann S, Besedovsky L, Lange T, Born J. Effects of an interleukin-1 receptor antagonist on human sleep, sleep-associated memory consolidation, and blood monocytes. *Brain Behav Immun* 47: 178-85, 2015.

・小沢隆／辻良史『ヨガ×武道：究極のメンタルをつくる!』BABジャパン、2016年

・「ビリヤードCUE'S 2017年9月号」BABジャパン、pp. 84-89、2017年

参考文献一覧

・「ビリヤード CUE'S 2017 年 11 月号」BAB ジャパン、pp. 36-41、2017 年

・猪飼道夫『運動生理学入門』杏林書、1969 年

・「月刊 秘伝 2013 年 8 月号」BAB ジャパン、pp. 35-40、2013 年

終章

＊01　Raymond J, Varney C, Parkinson LA, Gruzelier JH. The effects of alpha/theta neurofeedback on personality and mood. *Brain Res Cogn Brain Res* 23(2-3): 287-92, 2005.

＊02　Moore NC. A review of EEG biofeedback treatment of anxiety disorders. *Clin Electroencephalogr* 31(1): 1-6, 2000.

＊03　Peniston E and kulkosky P. A/T training brainwave neurofeedback therapy for Vietnam veterans with combat related post-traumatic stress disorder. *Medical Psychotherapy: An international Journal* 4: 47-60, 1991.

＊04　Peniston EG, Kulkosky PJ. Alpha-theta brainwave training and beta-endorphin levels in alcoholics. *Alcohol Clin Exp Res* 13(2): 271-9, 1989.

＊05　Saxby E and Peniston EG. Alpha-theta brainwave neurofeedback training: an effective treatment for male and female alcoholics with depressive symptoms. *J Clin Psychol* 51(5): 685-93, 1995.

＊06　William C Scott, David Kaiser, Siegfried Othmer, Stephen I, Sideroff. Effects of an EEG Biofeedback Protokol on a Mixed Substance Abusing Population. *The American Journal of Drug and Alcohol Abuse* 31: 455-469, 2005.

＊07　Gruzelier J. A theory of alpha/theta neurofeedback, creative performance enhancement, long distance functional connectivity and psychological integration. *Cogn Process* 10 Suppl 1: S101-9, 2009.

＊08　Egner T and Gruzelier JH. Ecological validity of neurofeedback: modulation of slow wave EEG enhances musical performance. *Neuroreport* 14(9): 1221-4, 2003.

＊09　Raymond J, Sajid I, Parkinson LA and Gruzelier JH. Biofeedback and dance performance: A preliminary investigation. *Appl Psychophysiol Biofeedback* 30: 65-73, 2005.

＊10　Green E, Green A, Walters D. Voluntary control of internal states: psychological and physiological. *Journal of Transpersonal Psychology* 1, 1-26, 1970.

おわりに

・宮本武蔵著、魚住孝至編『五輪書：ビギナーズ日本の思想』角川ソフィア文庫、2012年

［著者］
辻 良史（つじ・よしふみ）
筑波大学発ベンチャー株式会社サイバー・ヨガ研究所代表取締役。筑波大学大学院人間総合科学研究科卒業。博士（体育科学）。ヨガ療法士。1976年生まれ。幼少期の自律神経失調症体験から自律神経の研究を目指す。20代前半からヨガを学び、筑波大学と日本ヨーガ療法学会の共同研究による「ヨーガの科学的根拠を解明する」プロジェクトに携わる。また、イタリアのプロサッカーチームACミランの脳トレルーム「マインドルーム」の設立に携わった精神生理学の世界的権威、エリック・ペパー博士とヴィエッタ・スー・ウィルソン博士から精神生理学の指導を受ける。現在、伝統的ヨガと最新テクノロジーを融合させたハイブリッド・スタイルのメンタル強化法をアスリート、エグゼクティブ、アーティストなどを対象に指導している。専門はスポーツ精神生理学（バイオフィードバック／ニューロフィードバック）。NHK「グッと！スポーツ」やテレビ東京系列「FOOT×BRAIN」等のメディアにも出演。共著書に『ヨガ×武道 究極のメンタルをつくる! 対自分・対他者 心のトレーニング』（BABジャパン）がある。
http://www.cyber-yoga.co.jp/

最先端科学×マインドフルネスで実現する
最強のメンタル
——なぜ、世界のエグゼクティブは心を鍛えるのか？

2018年1月24日　第1刷発行

著　者——辻 良史
発行所——ダイヤモンド社
〒150-8409　東京都渋谷区神宮前6-12-17
http://www.diamond.co.jp/
電話／03･5778･7234（編集）　03･5778･7240（販売）

装丁————井上新八
本文デザイン—松好那名(matt's work)
イラスト——伊藤カヅヒロ
DTP ————桜井淳
校正————鷗来堂
製作進行——ダイヤモンド・グラフィック社
印刷————堀内印刷所（本文）・共栄メディア（カバー）
製本————加藤製本
編集担当——木下翔陽

ISBN 978-4-478-10379-1